체력의 생성과 심장의 기능을 극대화하는
호호! 기 순환 운동법

체력의 생성과 심장의 기능을 극대화하는
호호! 기 순환 운동법

의학박사 안상규 지음

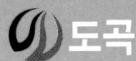
도곡

책을 펴내며

60대 중반 이후, 심각한 건강상 문제를 겪으면서 평생 해오던 일을 접고 단전丹田호흡 수련을 시작했다. 평소에 하던, 운동기구를 이용하는 운동은 모두 중단하고 단전호흡 수련에 전념하자 건강 회복 속도가 빨라졌다. 뿐만 아니라 단기간에 걸쳐 현대의학으로는 설명하기 어려운 여러 가지 생리적 경험을 하게 되었다.

이미 《건강하고 행복하게 사는 단전호흡법》(도서출판 亞松, 2009)과 《생로병사의 비밀 단전호흡과 기氣 순환》(태웅출판사, 2011)을 통해 단전호흡의 원리를 밝히려 노력했다.

이번에 《호호! 기 순환 운동법》을 다시금 내고자 하는 이유는 수련의 경지가 깊어지면서 몸의 생리적 변화가 더욱 커졌기 때문이다. 생리적인 변화가 의학적인 상식과 삶의 의미를 근본적으로 바꾸기에 충분하다고 느꼈기에 이를 여러 사람과 나누고자 한다.

단전호흡에 대한 사람들의 관심이 늘고 있다. 단전호흡 수련은 호흡을 위주로 수련하지만 마음과 정신과 몸을 함께 단련하며, 실제 운동 효과 또한 크다. 하지만 역사적으로 오래된 동양의학이나 한의학에서도 단전호흡의 원리를 모르고 있다. 대체의학 분야에서 관심이 늘고 있는 실정이긴 하나, 현대의학의 인증을 받지 못해 대중화되지 못하고 있다.

현대과학이나 의학은 동양철학의 기를 인정하지 못하므로 기와 기 순환에 대한 설명을 과학적으로 하지 못한다. 단전호흡과 기 순환에 대한 해석을 동양의학과 철학이 아닌 현대과학과 서양의학으로 해석하고 설명하려 했으니 당연한 결과이다.

필자는 단전호흡의 수련 경지가 깊어짐에 따라 기氣가 흡수되고 순환되는 현상을 직접 몸으로 느낀다. 예를 들면 순환되는 기의 양이 증가함에 따라 체력이 따라서 증강하는 것을 느낀다. 이로써 체력에 대한 의학적 의미에 문제가 있음을 알게 되었고, 그 문제를 이 책을 통해 알리고자 한다.

먼저, 체력의 의미를 다시 해석한다.

둘째, 동서양의 의학과 철학, 과학과 종교를 통합하여 우주 만물을 이루는 궁극적 단위를 의미하는 동양철학의 기氣가 현대물리학의 에너지물질energy material과 동일함을 밝힌다.

셋째, 앞의 두 개념을 통합하여 정의한 '사랑의 에너지'를 설명한다. 단, 사랑의 에너지와 창조주라는 표현을 특정 종교와 연관시키지 않기를 바란다. 인류는 탄생 이후 세상의 모든 물질과 생명체를 만들어내고 운영하는 절대자가 분명히 존재한다고 생각해 왔다. 창조주創造主, 조물주造物主, 천주天主, 신神, 하느님, 하나님 등 나라마다 종교에 따라 용어를 다르게 사용하고 있으나 의미와 본질은 동일하다. 종교와 상관없이 가장 널리 쓰이는 창조주와 사랑이라는 용어를 사용해 설명하고자 한다.

넷째, 단전호흡과 기 순환이 체력을 생산하는 과정임을 밝히고 체력의 생산과 심장의 기능을 극대화 할 수 있는 '호호! 기순환 운동법'에 대해 자세히 알린다.

《호호! 기 순환 운동법》은 인간의 건강을 관리하고 다루는 모든 사람들이 보았으면 한다.

의사는 이 책을 통해, 기 순환이 혈액순환보다 상위의 생리적 순환체계이며, 생명 활동은 생체전기의 힘으로 이루어짐을 인식하기 바란다. 한의사는 경락 체계와 기 순환이 체력을 생산하는 체계임을 확실히 알면 좋겠다. 건강을 관리하고 운동을 하는 사람은 체력이 생성되는 기전을 알 수 있을 것이다. 심신 수련 차원에서 단전호흡을 수련하는 사람들은 효과적으로 체력을 생산하도록 수련법을 개선할 필요성을 느낄 것이다.

삶의 수준이나 여건은 편리하고 좋아졌지만, 그것이 건강하고 행복한 삶을 지속하는 것과 반드시 비례하는 것은 아닌 듯하다. 어떤 면에서 보면 오히려 체력이라든가, 스스로 건강을 유지하는 생활습관에 있어서는 그리 좋지 않은 영향을 끼치고 있지는 않은지 생각해 볼 일이다.

게다가 평균 수명도 점차 늘고 있다. 의술이나 약물에 의해서가 아니라 스스로 건강을 돌보며 오래도록 살아가는 방법을 터득해야 한다.

이 책은 오로지 꾸준하고 바른 운동만으로 몸과 마음의 건강을 유지하며 질 높은 삶을 살 수 있도록 하는 데 도움이 될 것이다. 부연하자면, 이 책을 준비하고 출간하는 데 참으로 오랜 세월이 걸렸다. 운동을 꾸준히 하면 할수록 몸의 반응이 달라졌기에 그 효과를 반영하고자 수십 번 호흡법과 동작법을 고치고, 순서 등을 재배치하였기 때문이다. 현재 이 책에 소개하는 운동법은 누구나 쉽게 따라할 수 있으면서도 큰 효과를 볼 수 있는 방법과 순서이다. 몸에 무리를 줄 수 있기에 다른 운동은 할 수 없는 중환자나 나이 많은 노인들도 이 운동을 하고 있으며, 이로 인해 건강을 유지하고 있다.

이 운동법은 영상으로도 제작해 알릴 예정이다. 또한 수련을 지속하고 있으므로 이후 더욱 바르고 효과적인 운동법을 소개할 수도 있다. 기순환 운동이 경지에 오른 사람들을 위한 고난도의 운동법 또한 차후에 밝히고자 한다.

  앞에서 "수련"이라 표현하였듯이 이 운동을 지속하다 보면, 신체의 건강뿐 아니라 정신의 건강까지 바로잡히게 된다. 그러므로 병이 들거나 나이가 들어 움직이기 힘들더라도 여기에 소개한 운동을 해보길 권한다. 몸은 물론 마음까지 건강해지면서 활기 있는 생활을 해나갈 수 있을 것이다.

2015. 2.

의학박사 안상규

차례

책을 펴내며 _ 4

제1장 체력의 의미와 기 순환 _ 15
1. 체력이란 _ 17
현대의학에서 말하는 체력 _ 17

기 순환에서 말하는 체력 _ 21
2. 기와 에너지 물질 _ 27
동양 철학의 기 _ 28

현대 과학의 에너지 물질 _ 30
3. 사랑의 에너지 _ 33

제2장 기 순환과 경락 체계 _ 39
1. 개요 _ 41
2. 음양오행 _ 43
입자와 물 _ 43

음·양 _ 44

음양오행 _ 46
  3. 단전 _ 59
    상단전 _ 60
    중단전 _ 61
    하단전 _ 62
  4. 경락 _ 64
    음경락 _ 67
    양경락 _ 67
  5. 기공과 경혈 _ 70
    기공 _ 70
    경혈 _ 71
  6. 십이경맥과 기경팔맥 _ 77
    십이경맥 _ 77
    기경팔맥 _ 80

제3장 기 순환과 호흡 _ 83
1. 한의학의 기 순환 _ 85
2. 우리 몸과 자연의 기 순환 _ 89

3. 단전호흡과 기 순환 _ 93

　　호흡과 단전호흡 _ 93

　　단전호흡 방법과 원리 _ 98

　　마음 수련 _ 100

　　단전호흡 수련 방법 _ 102

　　근육펌프와 호흡펌프 _ 107

제4장 필자가 경험한 단전호흡과 기 순환 _ 109

1. 건강을 잃다 _ 111
2. 끊임없는 몸의 변화 _ 113

　　단전호흡과 임독자개 _ 113

　　호흡 패턴의 변화 _ 120

　　체력 생성의 극대화 _ 122

　　단전의 페이스메이커 _ 124

　　삼단전의 통합 _ 126

3. 도와 사랑의 에너지 _ 134
4. 기식氣息과 태식胎息 _ 139

제5장 호호! 기 순환 운동법 _ 147

1. 새 삶을 얻게 한 운동법 _ 149
2. 정·기·신이 일체되는 운동법 _ 151
3. 호흡 방법 _ 153

    호식 _ 153

    호식 대신 수식 _ 155

    운동 자세에 따른 호식 _ 156

    호식과 생체전기 생성 _ 159

    호식의 효용 _ 160

4. 심장 단련 _ 164

    심장과 체력 _ 164

    근육펌프와 호흡펌프 일치시키기 _ 169

    심장 단련 방법 _ 172

제6장 호호! 기 순환 운동법 동작과 순서 _ 175

1. 서서 하는 운동 _ 177
2. 앉아서 하는 운동 _ 192
3. 누워서 하는 운동 _ 229

4. 정리 운동 _ 273

제7장 호흡! 기 순환 운동법의 효과를 높이는 방법 _ 279
1. 효과 100배 방법 _ 281
2. 바른 자세와 동작 _ 296

제1장
체력의 의미와 기 순환

1. 체력이란
2. 기와 에너지물질
3. 사랑의 에너지

체력이란 1

현대의학에서 말하는 체력

체력體力, physical strength, stamina의 의미는 몸의 힘, 몸의 작업 능력, 건강 장애에 대한 몸의 저항 능력이다. 체력과 유사한 표현으로 정신력精神力, 기력氣力, 기운氣運, 끈기根氣, 근력筋力, 강단剛斷 등의 말이 있다.

의학적으로 말하는 체력은 정신적이나 육체적인 일을 할 수 있는 능력일 뿐 아니라 생명력, 면역력, 적응력 또한 포함하는 것으로, 질병과 장애를 견딜 수 있는 능력을 총괄한다. 건강health이라고 말하면 단지 질병이 없고, 허약하지 않을 뿐만 아니라 신체적·정신적·사회적 그리고 영적으로 완전무결한 상태를 말한다.

현대의학에서는 1953년 노벨 생리학 의학상을 받은 영국의 크렙스Krebs의 발견에 따라, 음식을 통해 얻은 영양분을 세포의 미토콘드리아에서 산소로 산화시켜서 얻는 것을 체력이라 하였다. 곧, 세포의 미토콘드리아에 존재하는 작은 연소기인 크렙스Krebs 회로에서 생산되는 에너지를 체력이라고 인식한 것이다. 쉽게 말하자면, 영양분을 태워서 얻는 에너지로 육신도 유지하고 뇌와 심장, 근육을 작동하고 힘든 일도 한다는 것이다.

앞서 살폈듯이 체력은 생명력, 면역력, 적응력의 유지를 포함하여 정신적이나 육체적인 일을 할 수 있는 능력이다. 현대의학은 의심하지 않고 모든 생명체의 체력은 음식물에서 얻은 영양분을 통해 생겨날 수 있는 것으로 생각한다. '체력은 밥의 힘'이라든가 '밥이 보약'이라는 말이 있을 정도이다. 이러다 보니, 본능적으로 영양가 있는 음식을 고르게 많이 먹으려 한다. 하지만 일단 체력이 떨어진 사람은 고단백의 영양식을 먹더라도 체력이 늘지 않으니 건강을 좋게 할 다른 방법들을 찾아 나선다. 몸에 좋다는 비타민제, 강장제 등 각종 건강식품도 먹고, 보약도 찾고, 건강에 좋다면 때로는 무슨 짓이든 한다. 하지만 지속적인 효과는 없다.

생각해보자. 체력을 모두 영양분에서 얻을 수 있다면 체력을 늘리는 것도 마음대로 할 수 있어야 한다. 또한 우리 몸에 적절하게 영양분과 산소만 공급해주면 체력이 떨어지는 일도 없고 죽는 일도 생기지 않아야 한다. 죽어가는 사람에게 영양분을 잘 공급하면 다시 살아날 수 있어야 한다. 의학적으로 가장 많이 아는 의사가 가장 건강하고 장수하는 그룹에 들어야 한다. 하지만 현실은 다르다. 영양분의 섭취를 늘리면 비만을 초래할 뿐 체력이 증강되지는 않는다. 비만이 오면 오히려 체력이 약해지며 각종 질병을 얻게 된다.

한편, 생명과학과 유전공학의 발달에 따라 생명의 신비가 머지않아 규명될 듯하다. 인간 게놈 프로젝트도 완성되었다. 시험관 아기도 만들고 동물도 복제한다. 동물의 장기를 인간에 이식하는 등 의학의 발전은 눈부시다. 특정 질병에 대한 유전자 치료의 가능성도 보인다. 줄기세포 이용이나 장기 이식이 성행하면서 돈만 있으면 장수하는 시대가 될 것으로 기대되기도 한다. 머지않아 뇌도 이식할 수 있을 것으로 예상한다. 암은 항암제의 개발과 조기 발견으로 치료의 길이 열리고 있다. 활성산소를 제거하고 염색체의 말단 부위인 말단소립 telomere를 유지시켜 세포의 수명도 늘릴 수 있다고 한다.

하지만 요즈음 젊은이의 체력은 오히려 떨어져가고 질병으로 시달리는 사람은 더욱 증가하고 있다. 평균 수명은 늘고 있지만 정상이 아닌 상태로 '시달리는' 기간도 길어진다. 통계 수치로 보면 우리나라의 경우 평균 남자는 65세, 여자는 67세가 넘으면 질병에 시달린다고 한다.

과연, 체력을 영양분으로부터 얻을 수 있는가? 만일 인간의 체력이 모두 영양분에서 얻어진다면 힘든 일을 하다가 피로하든가 지치는 경우 본능적으로 음식을 먹어야겠다는 생각이 먼저 나야 한다. 먹으면서 일을 하면 피로가 풀려야 한다. 또한 잘 먹으면 힘이 불끈 솟아 곧바로 일을 다시 시작할 수 있어야 한다. 소화되고 나면 다시금 일을 할 수 있는 힘이 솟아야 한다. 영양분은 마음대로 섭취할 수 있음으로 체력도 마음대로 늘릴 수 있어야 한다.

하지만 건장한 사람이라도 체력이 많이 떨어지면 무엇이든 먹고 싶은 생각이 나지 않는다. 피로감을 느끼면 생각조차도 하기 싫어진다. 만사가 다 귀찮아지고 누워서 쉬고 싶은 생각이 앞선다. 아무리 좋다는 약물과 영양분을 공급한들 바로 일을 즐기며 할 수 있을 만큼 힘이 불끈 솟지 않는다. 피로가 쌓였을 때는 소화도 잘 안 되고 예민해져 작은 일에도 신경이 쓰이고 귀찮다는 생각이 들 뿐이다. 특히 나이 들어가며 체력이 떨어지면 외식을 하거나 다채로운 뷔페음식을 조금만 먹어도 몸 상태가 좋지 않음을 느끼게 되어 음식을 먹는 것조차 조심스러워진다.

현대의학에서는 체력이 근육에서 생산되고, 근육에 저장도 되는 것으로 생각한다. 근육을 늘리면 더 큰 힘을 쓸 수 있다고 생각한다. 미토콘드리아는 생명체를 구성하는 세포의 에너지 생산 공장이다. 미토콘드리아는 근육 세포에 많이 분포한다. 특히 심장 근육에 많다. 그렇다면 운동을 통해 근력을 키워 미토콘드리아를 생성하면 체력이 증강할까? 우리는 근육 운동을 하면 혈액순환도 잘 되고 체력이 증가하는 현상을 경험으로 안다. 그래서 의심하지 않고 근육을 키우면 체력이 강해지는 것으로 이해한다. 곧, '몸짱'이 되면 체력도 좋아지고 건강과 젊음 또한 유지될 것으로 생각한다. 대부분 사람들이 몸짱을 부러워한다. 칠십이 넘는 노인이 몸짱이 되어 텔레비전에 나와 건강을 과시하는 것도 그러한 맥락이다.

안타깝게도 체력은 마음대로 키우지 못한다. 근육질의 건장하고 젊은 운동선수에게도 심장마비 현상이 온다. 근육을 발달시킨 건장한 젊은이라 하더라도 체력이 급격히 떨어지면 힘든 일뿐 아니라 생각도 하지 못하고 누워서 쉬어야 한다.

기 순환에서 말하는 체력

생체전기 생산 능력

우리말에서 체력을 기운氣運이라 말한다. 기운이 없어 쉬고 싶다, 기운이 넘친다, 온기와 냉기, 기운을 차리라는 등 실제 생활 속에서 기氣라는 말이 많이 사용된다. 기운은 말 그대로 기氣가 움직이는 현상이다. 지구 주위에 기로 가득 채워진 공간이 대기大氣나, 비어 있는 것 같으니 공기空氣라고 한다. 진공眞空은 불순물 없이 오로지 기로만 채워진 공간이다.

기도 존재하려면 순환해야 한다. 대기에서 기가 순환되고 움직이는 현상은 기상氣象으로 나타난다. 덥고, 차고, 뜨겁고, 습하고, 건조하고, 바람 불어 육기六氣라 한다.

기운은 하늘과 땅에서 온다. 하늘太陽에서 오는 기운을 양기(+)라 하고 땅에서 오는 기운을 음기(-)라 한다. 양기는 하강하는 기운이며 음기는 상승하는 기운이다. 음기와 양기가 만나면 전기가 생긴다. 대기 중에서 음기와 양기가 만나면 번개가 일고 벼락 치듯이, 생명체 내에서 음기와 양기가 만나면 생체전기가 생겨난다. **우리 몸에서 생체전기를 생산할 수 있는 능력이 체력이다.**

생명체는 생체전기 발전기

모든 생명체의 육신은 생체전기를 생산하는 발전기이다. 모든 생명체의 생명 활동은 생체전기로 이루어진다. 모든 생명체는 영양분에서 얻는 에너지로 육신을 유지 관리할 뿐, 육신을 움직이고 작동하는 에너지는 생체전기이다.

경험에 의하면, 생체전기는 단전호흡으로 받은 음기와 양기가 경락 체계를 순환하는 과정에서 생산된다. 대기 중에 무진장 차 있는 땅의 기운인 음기와 하늘 기운인 양기를 우리 몸이 받아들여 그 기운을 상단전과 하단전으로 한 바퀴 순환시키면 생체전기가 되어 체력이 된다.

현대의학은 생명체에서 생체전기가 생성되는 원리를 알고 있으나 혈액순환에 대비되는 체력이나 기 순환energy circulation 차원의 생체전기는 알지 못한다. 생명과학이나 의학서에서 생체전기 문제는 찾아보기 어렵다. 폐호흡과 혈액순환은 육신의 유지 관리를 위한 순환일 뿐이며, 단전호흡과 기 순환이 체력을 생산하는 방편이다. 혈액순환이 잘 이루어지면 생명을 유지하는 것은 가능하지만 건강한 생명활동을 이어나가는 것은 단전호흡과 기 순환으로 생산되는 생체전기로 이루어진다.

체력이 떨어진다는 의미는 생체전기의 생산 능력이 떨어진다는 의미이다.

근육을 움직이려면 뇌가 명령을 내리고 신경을 통하여 전기신호로 보내야 가능하다. 헌데, 기운이 없으면 뇌가 명령을 내려도 근육은 작동하지 못한다. 건장한 젊은이라 하더라도 기운이 없으면 손가락 하나 움직이지 못한다. 기운이 체력이며 생체전기이기 때문이다.

모든 생명체를 가동하는 엔진은 연료와 전기를 복합적으로 사용한다. 인간의 육신도 마찬가지이다. 육신의 관리와 유지는 연료로 하고, 가동은 생체전기로 한다. 곧, 생명 활동, 다시 말해 뇌·심장·근육의 작동은 생체전기로 하는 것이다.

자동차의 원리를 예로 들자면, 자동차의 발전기는 배터리에 있는 전기를 통해 돌고, 이 그 이후 발전을 유지하는 데에는 연료를 사용한다. 이때, 발전기를 돌리려면 배터리에 전기가 남아 있어야 한다. 그렇지 않으면 발동이 걸리지 않고, 연료는 있어 봐야 소용없다. 자동차의 발전기를 가동시키는 배터리의 전기, 이것이 인간의 육신에서는 생체전기이다.

다만, 자동차는 발전기가 연료를 태워 돌아가며 전기를 생산하지만, 인간은 음기와 양기를 받아들여 그것을 경락 체계를 통해 순환시 킴으로써 생산한다.

선천기

모든 생명체의 육신은 생체전기를 생산하는 발전체이다. 그렇다면 어떤 원리로 발전이 이루어질까? 자동차의 배터리처럼 생명체마다 부모로부터 받은 배터리, 곧 기운이 있다. 이를 정기精氣라 한다. 정기는 몸과 정신을 지배하는 기운으로 생체전기로 충전된 배터리이며 이를 선천기先天氣라 한다. 누구나 선천기를 이용해 발전기에 시동을 걸고, 단전호흡으로 음기와 양기를 순환시켜 생체전기를 생산한다.

한데, 선천기에는 두 종류가 있다. 부모로부터 받은 인성의 선천기와 창조주로부터 받은 천성의 선천기이다. 인성의 선천기는 소모되기 때문에 계속 생산을 해야 한다. 그렇지 않으면 노화를 촉진하고 죽음으로 이어진다. 천성의 선천기는 소모되지는 않으나 영혼을 소유한 인간만이 소유한다. 소모되지도 않고 죽은 후에도 그대로 가지고 간다.

그럼, 인성의 선천기를 생산하는 방법은 무엇인가? 또 천성의 선천기는 어떻게 써야 하나? 두 가지 선천기를 부여한 주체는 다르지만, 생명을 유지하고 체력을 증강시키는 데 있어서 두 가지 선천기를 연관해 사용해야 한다. 다시 말하자면, 천성의 선천기를 이용해 인성의 선천기를 유지해야 한다. 한데, 천성의 선천기를 인성의 선천기화 하려면, 영혼이 활동을 하여야 한다. 영혼이 활동하여 인간이 창조주의 뜻에 일치하는 일을 하거나 일치하는 마음을 먹을 때에만 받을 수 있는 사랑의 에너지로서 인성의 선천기를 생산할 수 있다. 만약, 영혼이 옳게 활동하지 않아 사랑의 에너지를 받지 못하면 저장된 선천기를 생체전기로 바꾸어 사용해야 하므로 노화와 수명의 단축으로 이어진다. 사랑의 에너지에 대해서는 뒤에 다시 설명하기로 한다.

생체시계

생명체를 구성하는 세포 하나하나는 생체전기로 작동되는 생체시계를 갖는다. 생체시계는 정해진 시간 동안만 생체전기로 작동하며 생명 활동을 한다. 세포의 종류별로 생체시계의 작동 시간은 다르다. 몇 시간에서 며칠이 되기도 하고, 몇 개월에서 몇 년, 때로는 생명체의 수명과 동일한 경우도 있다.

생명력을 이어가려면 생체시계가 종료되기 전에 세포는 분열하여 새로운 세포를 만들어 대체해야 한다.

또한, 생체 시계에 충전된 생체전기의 용량이 선천기의 용량이며, 바로 수명이다. 생체시계의 수명을 연장하려면 생체전기를 아껴 써야 한다. 영양분을 더 공급한다고 작동 시간이 늘지 않는다. 영양분을 과잉 공급하면 비만에 이를 뿐이다. 비만에 이르면 오히려 생체전기의 흐름에 저항이 증가하여 질병으로 이어진다. 영양분에서 오는 에너지는 육신의 유지 관리를 위하여 쓰이고 남으면 지방으로 축적되기 때문이다.

생체전기를 아껴 쓰는 방법은 없을까? 있다. 언제나 하늘의 뜻에 절대 순응하며 살아가는 것이다. 곧, 창조주의 뜻에 일치하여 살아가는 것을 말한다. 창조주의 뜻에 일치하게 살아가면 기를 받을 수 있어 배터리가 충전되고, 어긋나게 살아가면 방전되어 소멸로 이어지는 것이다.

기와 에너지 물질 2

우리 몸의 뇌와 심장과 근육은 생체전기로 작동된다. 뇌와 심장과 근육은 생체전기를 생산하거나 저장하지 못하고 단지 소모하기만 한다. 우리 몸에 생체전기의 생산과 소비를 관장하는 시스템이 별도로 존재한다는 의미이다.

생체전기를 생산하는 발전기는 우리 몸의 단전丹田과 경락 체계로 이루어진다. 단전호흡으로 피부를 통하여 음기와 양기를 흡수해 상단전과 하단전을 순환시키면 생체전기가 되어 체력이 된다.

현대의학은 모르거나 인정하지 않지만, 우리 몸에는 혈액순환보다 상위의 생리적 순환 체계인 기 순환energy circulation 체계가 존재한다. 이에 대해 알아보자.

동양 철학의 기

물질의 궁극적 단위, 기

 우리말에서 기氣와 관련된 표현은 대기大氣, 공기空氣, 기상氣象, 기분氣分, 기력氣力, 기운氣運, 용기勇氣, 기절氣絕, 기진맥진氣盡脈盡 등 수없이 많다. 기차게 산다, 활기차다, 기氣가 살았다든가 죽었다는 표현뿐 아니라 기를 살린다든가 죽인다는 표현까지 있다. 우리말 사전에 기氣는 '동양철학에서 만물을 생성하는 근원의 세기', '생활, 활동의 힘', '숨 쉴 때 나오는 기운' 등이다.
 기는 심신心身의 근원이 되는 활동력이며, 우주 만물을 생성하는 물질적 시원始原이다.

 동양철학에서는 물物을 이루는 궁극적 단위를 기氣라 한다. 물物에는 생물과 무생물, 식물과 동물, 인간이 모두 포함된다. 음과 양이 결합해야 물物이 된다. 음의 기운과 양의 기운이 합쳐지며 소용돌이를 이루어 응집하여 물物이 된다.
 동양철학에서 기가 모이고 흩어지며 변화하는 이치를 리理라고 한다. 진리眞理, 물리物理, 심리心理, 사리事理, 수리數理 모두 각각의 이치를 뜻하는 말이다. 우주 만물物이 생성되고 소멸되는 원리가 물리物理이다. 기의 작용은 수數로 나타나고 만사萬事에는 리理가 있음을 말하는 것이 수리數理이다. 여기에는 반드시 이루어지는 순서가 있어 이를 순리順理라 한다. 물物에는 형形이 있고, 형에는 상象이 있어 물상物象이다. 도道라는 것도 한 번 음이 되고 한 번 양이 되는 이치, 쉼이 없는 기의 운동, 천지 만물이 생겨나는 총체적 원리, 우주의 근본 법칙을 의미하므로 도리道理라는 용어가 생겨난다. 우주 만유萬有는 도리를 떠나 존재할 수 없다. 우리는 자연과 함께 그 법칙에 따라 순리대로 살아야 우주의 순환과 일치해 건강하고 행복한 삶을 살게 된다. 바른 마음과 자세로 살아가면 건강과 수명은 보장된다. 바르다는 의미는 하늘과 가깝고 창조주의 뜻과 일치한다는 뜻이다.

형이상과 형이하

기의 움직임이 정적靜的이면 전자기적으로 정적인 입자粒子이며, 물物로 나타나 감각으로 알 수 있는 형체가 있는 형이하形而下로 나타난다. 음의 세계이지만 눈으로 보이는 정正의 물질 세계이며 물리物理가 적용된다. 물질 세계는 시공의 세계이며 이동에 시간이 걸린다. 공간적이며 눈을 떴을 때 보이는 세계이다. 물질 변화에 큰 에너지가 필요하다. 불확정성의 원리가 적용된다.

기의 움직임이 동적動的이면 전자기적으로 동적이며 파동波으로 나타나 형체가 없어 감각으로 알 수 없는 형이상形而上의 파동 현상으로 나타난다. 양의 세계이지만 형체가 없는 부負의 세계이며 비물질 세계이다. 정신 세계로 심리心理가 적용된다. 종파縱波인 중력파의 세계이며 입자성이 아닌 파동성이다. 시공 초월 세계이며 순간 이동이 가능하다. 진공 상태로 자기의 극성이 나타나지 않는다. 중력

파, 타키온, 자기단극의 세계이다. 확정성의 원리가 적용된다.

실질적으로 형이상은 양성이며 형이하는 음성이다. 이 세상과 저 세상은 별개의 세계가 아니다. 이 세상은 눈에 보이는 음의 세상이며, 저 세상은 눈에 보이지 않는 양의 세상이다. 이 세상은 한시적이고 저 세상은 영원한 세상이다. 하나의 큰 세계를 이루는 두 가지 다른 부분이다.

달리 말하자면, 형체가 있는 것은 정精이라 하고, 형체가 없는 것은 신神이라 한다. 인간은 육신인 몸과 마음과 정신으로 이루어진다. 육신을 지배하는 것을 정精, 마음을 지배하는 것을 신神, 정신을 지배하는 것을 기氣라 한다. 인간의 몸에서 형이하의 순환은 혈액순환으로 이루어지고, 형이상의 순환은 기의 순환이 이루어진다. 혈액순환은 음기의 순환이며, 기 순환은 양기의 순환이다.

현대 과학의 에너지 물질

현대물리학에서 물질을 이루는 가장 작은 입자는 광자光子, photon이다. 우주 만물은 빛과 열이 될 수 있다. 빛은 열이며 열은 에너지이다. 따라서 우주 만물은 빛이며 에너지이다. 그렇다면 빛과 에너지는 무엇이며 어디서 왔고 근본이 무엇일까? 현대 물리학에서도 우주의 근원은 증명할 수 없다. 열역학 법칙으로 보면 우주의 빅뱅 현상으로 우주가 탄생하고 오늘의 우주로 진화하고 발전해 왔다고 생각하는 것이 정설이다.

현대물리학의 입자는 에너지 물질energy material이 응집되어 고속으로 회전되는 현상 자체이다. 에너지 물질이 워낙 고속으로 빠르게 회전되므로 입자로 보이지만, 우리가 일반적으로 생각하는 고체로 된 입자는 우주에 존재하지 않는다. 회전하는 프로펠러가 원반으로 보이는 것과 같을 뿐이다.

입자는 에너지 물질이 초당 프랑크의 횟수(5.391×10^{44}번)만큼 프랑크 시간(10^{-44}초)에 프랑크의 너비(1.616×10^{-35}m)로 교대로 바뀌는 현상이다. 프랑크는 이러한 현상을 발견한 물리학자의 이름이다.

현대물리학이 알고 우리 눈에 보이는 우주에서 별과 은하가 차지하는 부분은 전체의 4%에 지나지 않는다. 나머지 73%는 암흑 에너지, 23%는 암흑 물질이라 생각한다. 밤하늘에서 보이는 별과 은하는 우주의 4%에 지나지 않고 나머지는 어두움뿐이다. 동양철학으로 말하면 눈에 보이는 별과 은하는 음성의 세상이며 보이지 않는 나머지는 양성의 세상인 것이다.

현대 천문학과 물리학이 아는 우주는 빛으로 138억 년을 가야 하는 거리로 광대하다. 학자에 따라 140억~150억 년으로 보아왔지만 최근 자료에 의하면 138억 년으로 구체화되고 있다. 초당 30만 km의 속도로 138억 년을 가야 우주의 가장자리에 도달할 수 있다.

우주 만물은 에너지 물질로 이루어진 공간에 떠다니는 에너지 물질의 뭉침이며 회전체들이다. 우주 자체가 순환하는 현상이 우주 만물의 생성과 소멸 현상이며, 우주의 팽창과 수축으로 나타나지만 총질량과 에너지는 일정하다.

사랑의 에너지 3

앞서 우주 만물을 이루는 궁극적 단위를 동양철학에는 기氣라 하고, 현대물리학에서는 에너지 물질energy material이라 한다고 했다. 동양철학의 기와 현대 물리학의 에너지 물질이라는 용어를 통합하여 필자는 '사랑의 에너지'로 정의한다. 사랑의 에너지란 창조주의 의지와 마음이 포함된 기, 또는 에너지를 말한다.

우주 만물은 기로 이루어지며 기의 힘으로 움직인다. 우주 만물은 창조주의 마음인 우주의식宇宙意識에 따라 생성과 소멸이 이루어진다. 우주 만물은 사랑의 에너지로 구성되므로 미세 구조이든 거대 구조이든 구조가 동일하며, 운행되는 원리도 동일하다. 음양의 기운이 응집되어 소용돌이를 이루며 회전하므로 동일한 행태로 운행된다. 생성과 소멸의 원리가 동일해 사랑의 에너지를 받으면 생성으로 이어지며, 받지 못하면 소멸로 이어진다.

창조주는 사랑의 에너지로 이루어지며, 사랑의 에너지 자체이기도 하다. 창조주는 사랑의 에너지를 통하여 우주 만물의 생성과 소멸을 주관하고 통섭한다.

우주 만물은 창조주의 몸이다. 창조주는 대우주이며 창조주의 분신인 인간은 소우주이다. 창조주는 우주라는 대형 컴퓨터이며 인간은 소형 개인 컴퓨터이다. 인간의 컴퓨터에 수록되는 정보는 우주컴퓨터에 그대로 저장된다. 대우주에서 나타나는 현상은 소우주에서도 그대로 나타난다. 창조주가 사랑의 에너지를 운행하는 원리는 인간에게도 그대로 적용된다.

이렇듯 인간은 창조주의 분신이므로 인간이 창조주의 뜻에 일치하는 삶을 살면 사랑의 에너지를 마음대로 운용할 수 있다.

사랑의 에너지는 가장 강력한 생성과 치유의 에너지이며, 소통의 에너지이며 파동이다. 생명을 유지하려면 영양분과 함께 사랑의 에너지가 필요한데, 사랑의 에너지가 우선이다. 인성의 마음을 순화시켜 천성의 마음으로 바꿀 수 있는 에너지이기 때문이다. 악을 선으로 바꿀 수 있는 에너지이며 체력을 만들 수 있기 때문이다.

사랑의 에너지는 호르몬의 생성을 조정하며 유전자까지 조종한다. 자연 치유는 사랑의 에너지의 기전이다. 몸에 생긴 암에도 감사하며 사랑을 주며 공생하면 함께 살아갈 수 있다. 사랑의 에너지는 암세포도 파괴할 수 있다. 사랑의 에너지로 작동되고 사랑의 에너지가 끊임없이 공급되는 심장에는 종양이나 암이 발생하는 일도 드물다.

사랑의 에너지의 운행은 혈액순환과 다르게 이루어진다. 혈액 순환은 혈관을 통하여 이루어지며 인간이 마음대로 혈액순환을 조종하지 못하지만, 사랑의 에너지는 마음이 하라는 대로 움직인다. 인간의 정신과 몸은 마음이 하라는 대로 한다. 사랑의 에너지의 움직임은 몸을 움직이는 현상으로 나타난다. 사랑의 에너지는 시공을 초월하므로 매체를 통하여 마음으로 보내면 시공을 초월해 보낼 수 있다. 생각과 말뿐 아니라 인터넷이나 전화, 전보, 글로 써서라도 사랑의 에너지는 모두 전달된다. 기도가 효과를 보는 이유이다. 지구의 반대편에 살더라도 사랑을 보내면 사랑의 에너지가 다다른다. 사랑의 에너지를 받으면 생성되고 번성한다. 우리의 조상들은 자손이 잘 되라고 정한수를 떠놓고 빌며 자손에게 사랑의 에너지를 보낸 것이다.

사랑의 에너지는 마음뿐 아니라 몸의 움직임과도 함께 간다. 마음이 허락하지 않으면 손가락 하나 움직이지 못한다. 모든 생명체는 나름대로 몸을 움직이지 않으면 사랑의 에너를 받지 못한다. 동물은 스스로 움직일 수 있는 물物이므로 움직이지 못하면 소멸된다. 인간도 부지런히 몸을 움직이며 살아가야 한다.

인간은 운동을 고르게 해주어야 사랑의 에너지도 고르게 받는다. 인간이 의도적으로 건강을 위한 운동을 한다면 대부분 특정한 근육만 사용하게 된다. 그러나 손과 발을 이용해 생활과 연관되는 일을 하면 온 몸이 고르게 사랑의 에너지를 받을 수 있다. 기운이 통하는 경락 체계가 그러한 구조를 가지고 있기 때문이다. 상체에서 운행되는 기는 손가락을 되돌아오고 하체에서 운행되는 기는 발가락을 되돌아온다. 그러므로 손과 발을 이용해 일을 하면 온 몸의 기 순환이 저절로 이루어지면서 사랑의 에너지도 받게 된다.

사랑의 에너지를 지속적으로 받지 못하면 소멸의 길을 간다. 육체적이나 정신적인 질병으로 나타난다. 사랑의 에너지가 공급되지 못하고 기 순환이 중단된 부위에는 활성산소가 생성되어 뇌세포와 혈관을 이루는 내피세포를 죽이기 때문이다. 뇌경색, 치매 등이 그 결과이다.

사랑을 실천하면 사랑의 에너지를 되돌려 받는다. 사랑의 에너지는 쓰면 쓸수록 더 크게 되돌려 받는다. 되돌려 받는 사랑의 에너지라야 건강과 젊음, 기쁨과 행복으로 이어진다. 건강과 젊음, 기쁨과 행복은 사랑의 피드백인 셈이다.

사랑의 에너지를 받아야 생명력, 면역력, 적응력이 생겨 자연 치유력이 생긴다. 자연 치유력은 항상성 유지 homeostasis, 자기 재생, 자기 방어로 나타난다. 자연 치유력을 촉진하려면 자연 치유력을 높일 수 있는 식물성 음식물을 먹어야 한다. 식물성이 양성이며 동물성은 음성이다. 양기를 돋우려면 양성의 음식물을 섭취함이 유리하다. 서늘한 곳이나 땅속에서 자란 식물은 인간의 몸을 따뜻하게 해준다. 더운 곳이나 열대에서 자란 식물이나 그 열매는 몸을 차게 한다. 음식물은 체질에 따라 음성과 양성의 음식물을 균형 있게 섭취해야 한다.

동물성이 음성이므로 절제할 필요가 있지만, 음성과 양성을 조화되게 고르게 섭취하는 게 중요하다. 좋은 물, 규칙적인 운동, 뼈와 근육의 마사지, 아로마 요법, 기공치료, 심령치료, 나쁜 마음의 제거, 사랑의 마음, 감사하는 마음, 웃음, 기도, 상상 이미지 등은 자연 치유력을 높인다. 모두 사랑의 에너지를 받게 하는 요법이다.

사랑의 에너지는 창조주 자신이므로 가장 강력하며 어떤 질환도 치유할 수 있는 치유와 소통의 에너지이며, 생명 활동이 가능한 신성한 에너지이다. 인간은 사랑을 통하여 우주 만물과 소통할 수 있다. 사랑의 에너지로 치유되지 않는 질환은 없다.

제2장
기 순환과 경락 체계

1. 개요
2. 음양오행
3. 단전
4. 경락
5. 기공과 경혈
6. 십이경맥과 기경팔맥

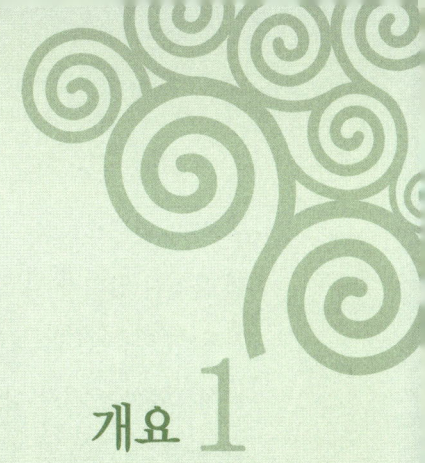

개요 1

　우리 몸의 기 순환은 단전이 중심이 되고 경락 체계를 통하여 이루어진다. 경락 체계는 기공氣孔, 경혈經穴, 경락經絡, 단전丹田으로 이루어진다. 경혈이나 경락, 기 순환은 동양의학과 한의학의 치료 원리가 되지만 한의학에는 기공氣孔과 단전의 개념이 없다. 기의 개념과 기가 순환되는 방법도 선도仙道와 크게 다르다.
　한의학에서는 천기天氣인 양기陽氣는 폐를 통하고, 지기地氣인 음기陰氣는 음식물을 통하여 흡수된다고 생각한다. 수곡水穀의 정미精微와 흡입된 대기大氣가 결합해 종기宗氣를 이룬다. 종기가 선천의 원기原氣와 결합하면 진기眞氣가 된다. 진기는 영기營氣와 위기衛氣로 나뉘어 영기는 혈맥으로 통하고 위기는 경락으로 통한다. 기와 혈이 합쳐진 형태의 기혈氣血 순환이다.
　선도仙道에는 기공과 단전의 개념이 있으나 경혈을 모른다. 음기와 양기는 피부의 기공과 경혈을 통하여 직접 흡수되어 단전으로 들어온다. 단전으로 들어온 음기와 양기가 경락 체계를 통하여 순환되면 음기는 양기가 되고 양기는 음기가 되면서 전기가 생성, 생체전기가 되어 이를 진기眞氣라 한다.

 선도에서는 기가 상단전과 하단전을 한 번 도는 것을 주천周天이라 한다. 음기와 양기는 한 번 주천되면 진기가 된다. 진기가 한 번 더 주천되면 선천기가 되고, 선천기가 한 번 더 주천되면 신神이 되고, 신이 한 번 더 주천하면 허虛가 되고, 허를 지속적으로 주천시키면 합도合道에 이르게 되어 도통道通의 과정이 된다. 선도에서는 정精·기氣·신神이 상호 변환하며 바뀌므로 변화하는 과정이 도를 닦는 과정이다.

 우리 몸에서 사랑의 에너지가 다니는 길이 경락이며 도道이다. 경락이 확장되고 합쳐져 하나로 통합되는 과정이 삼단전의 통합이며 합도合道로 이어지며 도통道通하게 된다. 기 순환 능력이 지속적으로 증가하면 단계를 거치며 경락 체계도 달라져 강화되고 확장되며 통합됨으로써 몸에 변화를 일으키는 현상이 도를 닦는 과정으로 나타난다.

 이제부터는 한의학의 경락과 기 순환, 선도의 기 순환, 필자가 경험으로 알게 된 기 순환을 종합하여 경락 체계와 기 순환을 기술한다. 그러므로 내용이 한의학의 견해와 크게 다르다. 결코 한의학의 치료원리로 이용되는 경락 체계를 평가하려는 의도는 아니므로 한의학을 연구하는 분들의 이해와 양해를 구하며 경락 체계가 바로 잡히기를 바란다. 경락을 바로 알면 인간의 삶도 달라지며 건강과 행복을 누릴 수 있다.

음양오행 2

입자와 물

 우주 만물은 무생물이든 생물이든 창조주의 사랑의 에너지인 기로 이루어진다. 모두 사랑의 에너지가 응집하여 돌아가는 회전체들이며 사랑의 에너지로 움직인다. 사랑의 에너지의 공급이 중단되면 회전체는 해체되어 사랑의 에너지로 되돌아간다. 물체이든 생명체이든 소멸되면 사랑의 에너지인 기로 되돌아간다.
 현대 물리학의 입자粒子는 동양철학에서 말하는 물物, 체體이며 존재이다. 입자는 태풍의 모습을 한 소용돌이 자체이므로 다양성이 있다. 구름 모양의 와渦로서 그것이 전자기를 생성해 전자기체가 된다. 소립자가 원소를 이루고 그들이 결합하여 분자를 만든다. 음陰(-)과 양陽(+)이 결합하면 물物이 된다. 음기와 양기가 결합하면 생명체가 된다. 영혼을 받은 생명체가 인간이다.

음·양

음은 정靜함을 말하며, 양은 동動함을 말한다. 기의 움직임이 정적靜的이면 전자기적으로도 정적으로 음성으로 나타나며, 형이하로, 형체를 이루어 눈에 보이고 감각으로 느껴진다. 기의 움직임이 동적動的이면 전자기적으로 동적이며, 파동으로 나타나 양성이다. 형이상形而上으로, 형체가 보이지 않고 감각으로 느끼지 못한다.

형체가 있는 것은 정精이라 하고, 형체가 없는 것은 신神이라 한다. 질량은 음이며 에너지는 양이다. 성性은 양이며 질質은 음이다. 인간에 있어 정은 몸體이며, 신은 마음이며, 기는 정신이다. 성性은 정신이며 명命은 육신이다. 우주 만물은 음성인 물성物性과 양성인 신성神性을 갖는다. 음과 양으로 이루어진다는 의미이다. 기氣의 동성動性이 신神이며 양陽이며, 정성靜性이 물物이며 음陰이다.

하늘(태양)에서 내려오는 하늘 기운이 양기(+)이며, 땅에서 올라오는 땅 기운이 음기(-)이다. 열기는 올라가고 냉기가 내려가는 것은 자연으로 돌아가는 순환이다. 물이 아래로 내려가고 불이 위로 올라가는 현상은 자연으로 돌아가는 순환이다.

생성을 위한 순환은 관행적인 음양(-, +)과 반대이다. 사랑의 에너지인 기가 오른쪽이나 아래쪽으로 움직이면 양陽(+)의 기운이며, 왼쪽이나 위쪽으로 움직이면 음陰(-)의 기운이다.

음의 기운과 양의 기운이 합쳐져야 회전이 완성되어 물物(粒子)이 된다. 우주에서 음이나 양은 홀로 존재하지 못한다. 음양이 결합해야 존재한다. 물物의 존재 유지는 전기 현상이다. 생성을 위한 기 순환은 음승양강陰昇陽降, 수승화강水昇火降으로 이루어진다.

우리 몸에서 양기는 몸의 앞쪽에서 머리부터 발까지 내려가는 기운이며, 음기는 뒤쪽에서 발에서 머리 위로 올라가는 기운이다. 음기와 양기는 머릿속 중심에 위치한 상단전과 아랫배 중심에 위치한 하단전을 한 바퀴 돌면 생체전기가 된다.

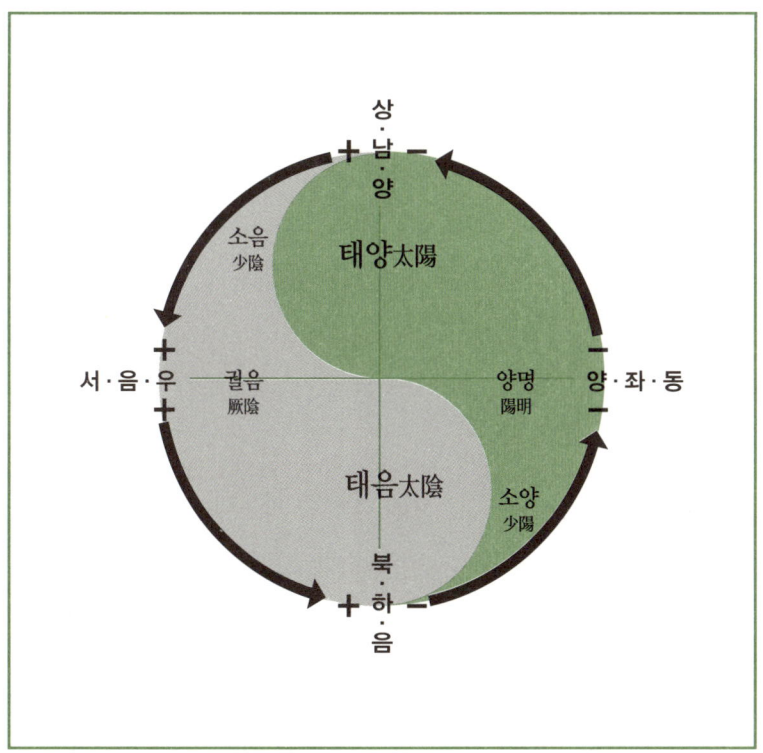

그림 1. 음양과 입자, 음기와 양기의 순환

음이나 양은 에너지의 성질이 다르고 회전 방향이 다를 뿐이며 모두 창조주의 사랑의 에너지이다. 그러나 응축되는 음과 양의 결합 비율이 특수한 경우에만 형체가 있는 소용돌이가 되어 자연에 존재하여 모습을 드러낸다. 그 이외의 비율일 때는 형체를 이루지 못하고 쌍소멸 되어 기의 상태로 남는 현상이 벌어진다.

음양오행

음과 양이 결합하는 데 5가지의 일정한 비율과 규칙이 있다. 이를 음양오행陰陽五行이라 한다. 음과 양의 결합 비율에 따라 음성의 물질이 되기도 하고 양성의 물질이 되기도 한다. 음과 양의 결합 비율이 수기는 6/7:1/7, 화기는 2/9:7/9, 목기는 8/11:3/11, 금기는 4/13:9/13, 토기는 10/15:5/15, 즉 2/3:1/3의 비율이다. 음양오행의 비율을 이루는 분수는 10개이며 모두 순환소수이므로 절대로 겹치지 않는다.

음양오행의 비율을 이루는 10개의 분수 가운데 가장 작은 수는 수기(1양6음)의 비율인 1/7(14.3%)이며, 가장 큰 수는 6/7(85.7%)이다. 아무리 선하더라도 1/7의 악을 포함하며, 순수한 선이라도 순도는 6/7(85.7%)밖에 되지 않는다는 의미이다. 입자의 크기로 가장 큰 입자는 수기이며 가장 작은 입자는 화기(2음7양)로 현대 물리학의 광자光子, photon이다.

좀 더 자세히 알아보자. 수數는 기의 작용이므로 기는 수로서 표현이 가능하다. 음양의 진리를 완전히 나타내는 것이 수數이며 1, 2, 3, 4, 5가 생수生數이며 6, 7, 8, 9, 10이 성수成數이다. 생수와 성수가 결합해야 물物이 된다. 생수에서는 홀수가 양이며 짝수가 음이다. 성수에서는 짝수가 양이며 홀수가 음이다. 생성수生成數와 오행은 하도 선천河圖先天의 기본 원리로 음양의 생성과 우주 만물의 생성의 원리이다. 이는 동양철학의 기본으로 《주역周易》으로 전해진다.

생수와 성수의 결합은 모두 다섯 가지로 1·6, 2·7, 3·8, 4·9, 5·10뿐이다. 생수와 성수가 결합하면 수水, 화火, 목木, 금金, 토土의 오행五行의 기운을 생성하고 소용돌이를 이루며, 응집하고 회전하면 수기(1양6음), 화기(2음7양), 목기(3양8음), 금기(4음9양), 토기(5양10음)를 이루어 자연에 입자로서 존재하게 된다.

자연에 존재하는 음기는 수기와 금기이다. 양기는 화기와 목기이다. 토기는 중기中氣이다. 대표적인 음기는 수기이며 땅의 기운이다. 대표적인 양기는 화기이며 하늘 기운이다. 하늘 기운과 땅 기운이 결합하면 생명체가 된다. 땅 위에 사는 생명은 하늘에서 왔다는 의미이다.

음과 양의 결합 비율이 1양:6음의 비율로 결합해 이루어진 물질이 수기水氣로 음기陰氣이며 물과 같은 성질을 지닌다. 수기는 음기이지만 생수와 성수가 모두 양이므로 실질적으로 순양純陽이다.

2음:7양의 비율로 결합해 이루어진 물질이 화기火氣로 양기陽氣이며 불과 같은 성질을 지닌다. 화기는 양기이지만 생수와 성수가 모두 음이므로 실질적으로 순음純陰이다.

3양:8음의 비율로 결합해 이루어진 물질이 목기木氣로 반양半陽이다. 유기성有機性이며 나무와 같이 부드러운 성질을 지닌다.

4음:9양의 비율로 결합한 물질이 금기金氣로 반음半陰이다. 무기성無機性이며 바위나 쇠와 같이 단단한 성질을 지닌다.

5양:10음의 비율로 결합해 이루어진 물질이 토기土氣로 중기中氣이다. 중성中性으로 무성無性이며 흙과 같은 성질을 나타내며 자연에 존재한다.

오행의 배열에는 두 가지가 있는데 목·화·토·금·수의 순서를

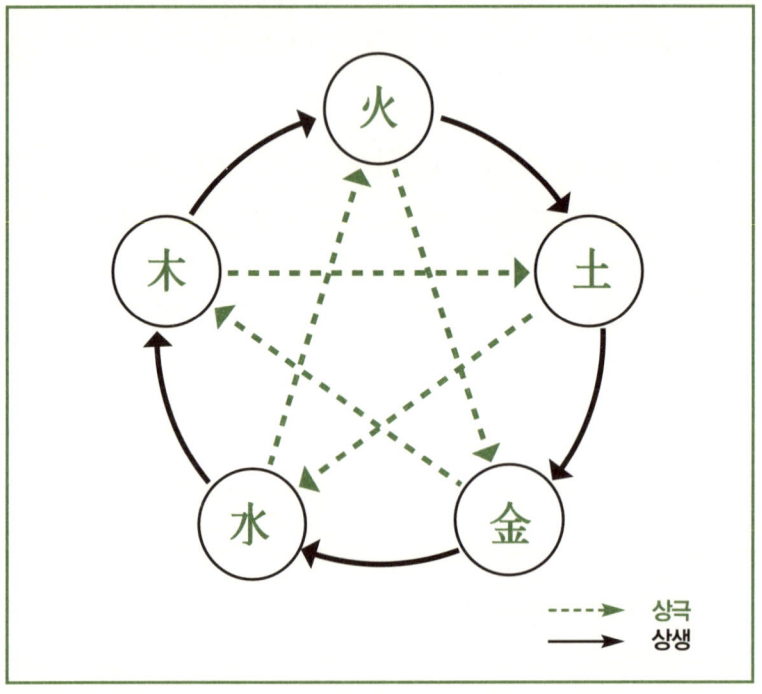

그림2. 상생과 상극

갖는 상생설과 목·토·수·화·금의 순서를 갖는 상극설이다. 서로 조장하고 협력하는 관계를 상생相生 관계와 서로 억제하고 저지하는 관계를 상극相剋 관계라 한다. 오행설은 변화와 안정의 과정을 설명하는 데 가장 이상적이다.

음양이 오행의 비율로 결합할 때에만 자연에 존재할 수 있으며, 이를 에너지로 환산하면 10억 분의 1이다. 현대물리학으로 설명이 가능한 질량의 4%이다. 첨단 물리학이 알지 못하는 사실을 동양철학은 처음부터 알고 특성대로 분류까지 한 것이다.

음양오행의 현상

우주 만물은 모두 음양으로 이루어진다. 태양太陽은 말 그대로 거대한 양陽의 덩어리이다.

양이 크다 하여 태양이지만 외부가 양이며 내부는 음이다. 지구는 태양에 소속된 위성이므로 태양은 양이며 지구는 상대적으로 음이다. 지구는 음이지만 자체는 음양으로 이루어져 외부가 음이며 내부가 양이다. 내부가 표면으로 나오면 용암이다. 지구도 내부에서 순환이 이루어지며 외부로 분출되는 현상이 화산이며 용암이다. 대륙은 용암이 식어서 만들어진 덩이이며 잠시도 쉬지 않고 움직인다.

지구가 자전하며 햇빛을 받고 다른 별의 영향을 받아 덩이가 쉬지 않고 팽창과 수축을 되풀이한다. 팽창과 수축이 지속되므로 덩이가 움직이며 부딪치면 지진 현상이 일어나며 속의 용암이 밖으로 나오는데 그것이 화산 현상이다.

달은 지구에 소속된 위성이므로 지구는 양이며 달은 음이다. 지구는 태양의 영향도 받고 달의 영향도 받는다. 달의 영향을 받아 23.5도 기울어진 지축을 유지한다. 이로 인하여 지구에는 사계절이 생기고 하지에는 북극이 여름이 되고 동지에는 남극이 여름이 되며 생명체가 살아남을 수 있는 환경이 되었다. 지구의 자전축도 일정하지 않고 2만 5천 800년을 주기로 한 바퀴 돈다고 한다. 2만 5천 800년을 주기로 지구에 대 변혁이 일어난다는 의미이다. 온난화 현상도 지구의 자전축의 변화로 생기는 것으로 생각할 수도 있다.

지구의 자전축을 받쳐주는 존재가 없다. 따라서 회전축의 중간을 중심점으로 하여 약간 기운 상태로 위아래 양끝이 반대 방향으로 회전하는 상태가 된다. 적도를 중심으로 북반구와 남반구에서 하수구로 내려가는 물의 소용돌이 현상의 방향이 서로 반대가 되는 이유이다. 사리와 조금, 여자의 생리는 월경月經이라 하여 달의 영향을 받아 일정한 주기를 갖는다. 지구와 해뿐 아니라 다른 별도 영향을 주지만 특히 달과 목성이 인간 생활에 직접 영향을 미친다. 목성은 지구와 가까워 지구에 영향을 준다. 목성의 공전주기는 12년이며 목성의 위치에 따라 지구의 12간지가 달라진다. 예를 들자면, 지구의 정남향에 목성이 있을 때 말띠午年의 해이며, 정북향에 있을 때 쥐띠子年의 해이다.

지구의 낮과 밤도 음양이다. 지구의 적도상에서 보면 태양이 머리

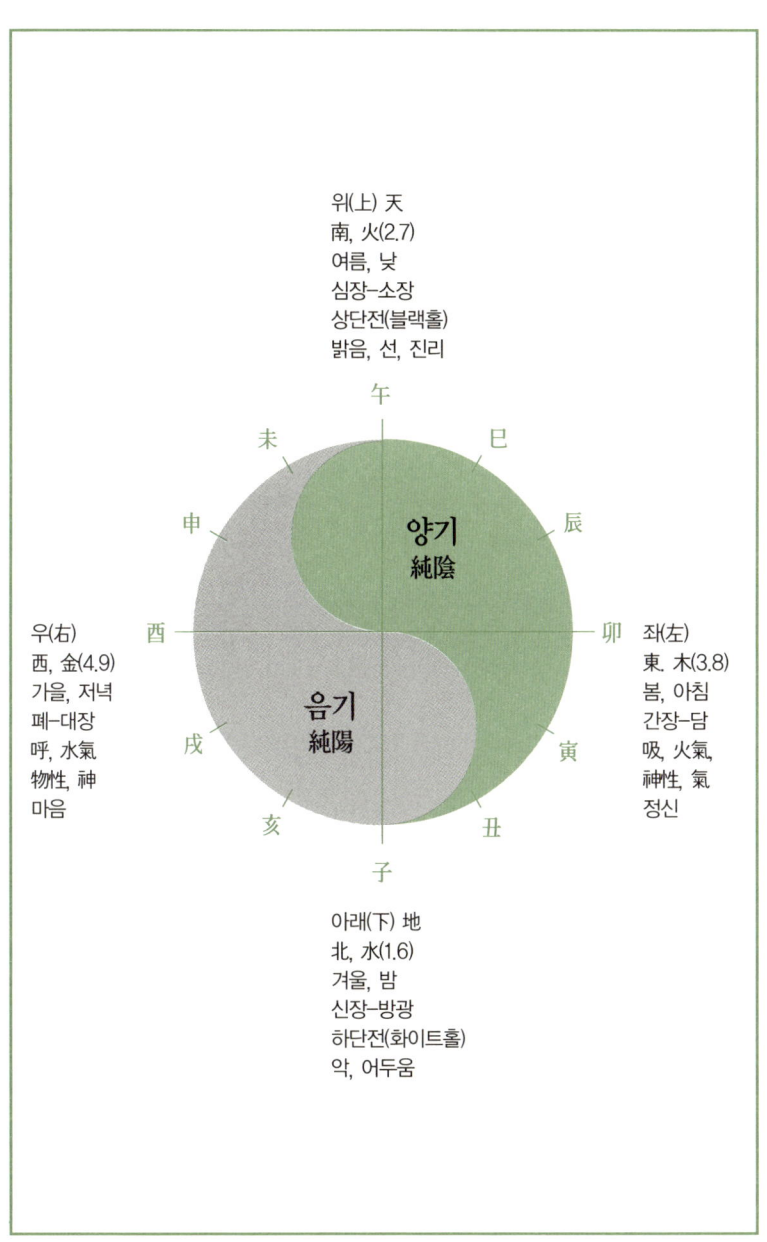

그림 3. 음양의 순환과 시간·사계·방위·장기

위 한가운데에 오는 시각이 정오正午이며 가장 양陽한 시각이다. 해가 발 아래 있을 시각이 자정子正이며 가장 음陰한 시각이다. 인간은 이를 조정하기 위하여 지역의 경도에 따라 표준시를 정한다. 적도상에서 동서로 1,666.6km 간격으로, 경도 15도를 지날 때마다 한 시간의 시차를 둔다.

인간의 몸에도 생체시계가 있어 시간에 따라 육장육부의 기능이 다르게 나타난다. 동서로 긴 여행을 하는 경우 시차를 느끼는 이유이다. 인간의 생체시계는 해가 뜰 때 일어나 일을 하고 해가 지면 잠을 잘 때 운행이 순조롭게 잘 이루어진다. 일하는 시간이 밤과 낮을 엇갈려 해야 한다면 최악의 조건이 된다.

인간은 가장 음한 시각인 자정을 전후해 깊은 잠에 빠져야 음기인 수기의 흡수가 효과적으로 이루어진다. 자정을 전후해 깊은 잠에 빠져야 성장 호르몬뿐 아니라 몸에 좋은 호르몬의 분비가 잘 되어 성장하며 건강을 유지한다. 모든 생명체의 성장은 주로 밤에 이루어진다. 음기인 수기가 육신을 만들기 때문이다. 음기는 육신을 만들고 양기는 강화한다. 양기를 받지 못하면 햇빛을 받지 못한 식물의 모습이 되어 연약해진다.

인간의 심장 기능이 가장 좋은 시각은 가장 양한 시각인 정오이다. 심장 기능이 좋지 않은 사람은 아침에 일어나면 부기를 느낀다. 정오가 지나야 부기가 많이 빠진다. 심장의 기능이 좋아져 혈액순환이 잘 되기 때문이다. 심장 기능이 가장 나쁜 시각은 오전 6시 전후라 한다. 오후로 넘어가며 부기는 다시 시작된다.

지구에서 낮과 밤이 달라지며 기의 순환도 삼양삼음三陽三陰으로 나타난다. 양이 극에 이르면 음이 되고 음이 극에 이르면 양이 된다. 양은 소양少陽, 양명陽明, 태양太陽을 거쳐 음으로 바뀐다. 음은 소음少陰, 궐음厥陰, 태음太陰을 거쳐 양으로 바뀌어 삼양삼음이라 한다.

인체도 지구와 우주의 기 순환의 영향을 받아 시간에 따라 삼양삼음으로 나뉘고 12경맥의 기능도 달라진다.

우리 몸의 육장 육부가 삼양삼음으로 나누어지는데, 손과 발로 나뉘어져 수삼양경과 음경, 족삼음경과 양경이 되어 12개의 경락을 갖는다. 자세한 설명은 뒤에 나오는 '기 순환과 경락 체계' 편에서 볼 수

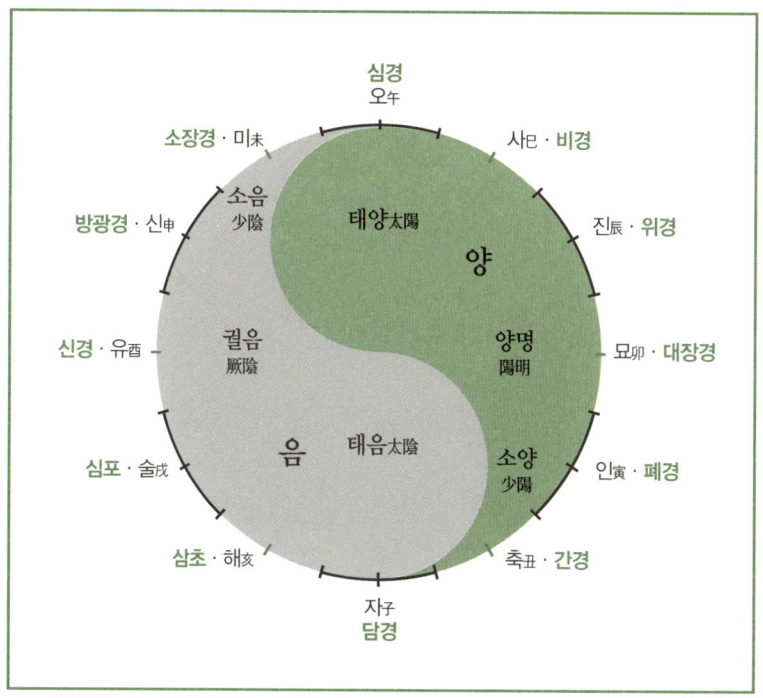

그림 4. 십이경맥의 시간 배속

있다. 육장과 육부가 삼양삼음의 고유 파동을 갖고 있어 우주의 기 순환에서 오는 해당 파동을 받으면 공명을 일으키며 영향을 주어 자연환경이 주는 영향을 직접 받게 된다. 하루의 시각에 따라 우주의 기 순환 상태에 따라 육장육부의 기능이 다르게 나타난다는 의미이다.

우주 만물과 만사 모두 사랑의 에너지인 기로 만들어지는 현상이므로 음양오행의 법칙이 따른다. 서양철학으로는 상상도 할 수 없는 현상이다. 동양과 서양을 합해야 우주가 된다. 동양철학과 서양철학을 통합해야 우주의 원리와 창조주를 이해하게 된다. 모든 피조물은 음양오행의 결합 비율과 일치할 때만 자연에 존재한다. 우주 만물과 자연에는 음중유양陰中有陽, 양중유음陽中有陰으로 상대성을 갖고 존재한다.

자연 상태에서 음기와 양기의 평균 비율은 7:3이다. 우리 몸에서 음기와 양기의 흡수 비율도 7:3이다. 우주의 기 순환이나 음양의 비율에서 인체도 동일하다. 우리 몸의 정맥혈과 동맥혈, 하체와 상체의 비율도 7:3이다. 정맥靜脈은 음이며 동맥動脈은 양이다. 정靜은 음이며 동動은 양이다. 횡격막을 중심으로 하체와 상체가 구별되며 그 비율도 7:3이다. 하체가 음이며 상체가 양이다. 하체와 상체에 분포하는 기를 흡수하는 경혈수의 비율도 7:3이다. 운동을 해도 하체 운동의 효과가 더 크다는 의미이다. 좌측은 양이며 우측은 음이다.

음양오행의 이용

동양철학에서 음양오행은 우주 만물의 생성과 소멸을 설명하는 데 사용했으나 후대로 내려오면서 사상, 문학, 천문, 의학, 종교, 병술, 점술, 풍수지리 등에도 이용되고 있다. 동양의학에서는 몸의 각 부위와 장기뿐 아니라 계절, 혈액형, 음계, 색깔, 맛, 느낌이나 감정, 육장육부, 방위, 지적 현상이나 덕성, 운명까지도 음양오행으로 구분하고 설명한다. 채소와 과일, 곡물, 약초까지도 구분된다. 대체의학에서 이용하는 각종 자연 치유 방법도 이를 이용하는 것이다.

전통 의료와 음양오행

인류의 역사가 시작된 이래 지역 특성에 따라 나름대로 질병을 치료하는 전통 의료 행위가 이루어져왔다. 현대에 들어서도 정통 의학이 아닌 대체의학 분야에서 각종 치료 원리로 우주의 에너지 장과 인체의 에너지 장의 공명 현상을 이용한다.

모든 물체는 파동의 특성을 갖고, 인체의 장기와 조직도 파동 에너지를 서로 다르게 하며 고유 진동 패턴을 갖고 있어 이를 이용한다. 생명체의 자연 치유력을 바탕으로 면역력을 증가시키는 광선요법, 카이로프랙틱, 명상, 수기手技치료, 기공氣攻, 요가, 침술, 아유르베다ayurveda(인도의 전통의학), 바이오피드백, 약초치료, 동종요법, 영양요법 등이 있다.

자연 치유에도 신체적인 자연 치유, 마음의 자연 치유, 영적인 자연 치유 그리고 이를 통합하는 통합 자연 치유가 있다. ① 심리요법, 정신요법, 암시요법, 최면요법, 명상요법, 웃음치료 등 현상학적인 치유방법, ② 약초요법, 생물요법, 동종요법, 아로마요법, 생화학요법 등 약재를 이용한 치유방법, ③ 마사지요법, 정골요법, 카이로프랙틱, 호흡요법, 운동요법, 신체단련요법 등 수기手技를 이용한 치유방법, ④ 자연요법, 물 치유, 식이요법 등 자연의 순리를 따른 치유방법, ⑤ 광선요법, 일광욕 요법, 색채요법, 음악요법 등 빛과 공기로 치유하는 것, ⑥ 신비요법, 신유, 전생요법, 빙의치유 등 영적으로 치유하는 방법이 있다. 이 밖에도 세계 각국에는 지역 특성에 따라 전통적인 자연요법이 현재에도 매우 다양하게 존재한다. 이러한 방법들이 대체의학으로 분류되어 관심이 늘고 있다.

음양의 혼선

음양이나 +, -에 혼돈이 오는 것은 실제로 성질이 반대이기 때문이다. 실제의 음과 양은 관행적으로 사용되는 의미와는 반대이다. 방위의 남과 북, 자석의 N과 S극, 전기의 음(-)과 양(+)은 실제 성질이 반대이나 관행상 바꾸지 못한다. 햇빛火氣, 온溫, 우측右側, 북北, N이 양으로 표현되어 사용되나 실제는 반대라는 의미이다.

일반적으로 양기라 하면 햇빛을 말하지만 햇빛은 사랑의 에너지가

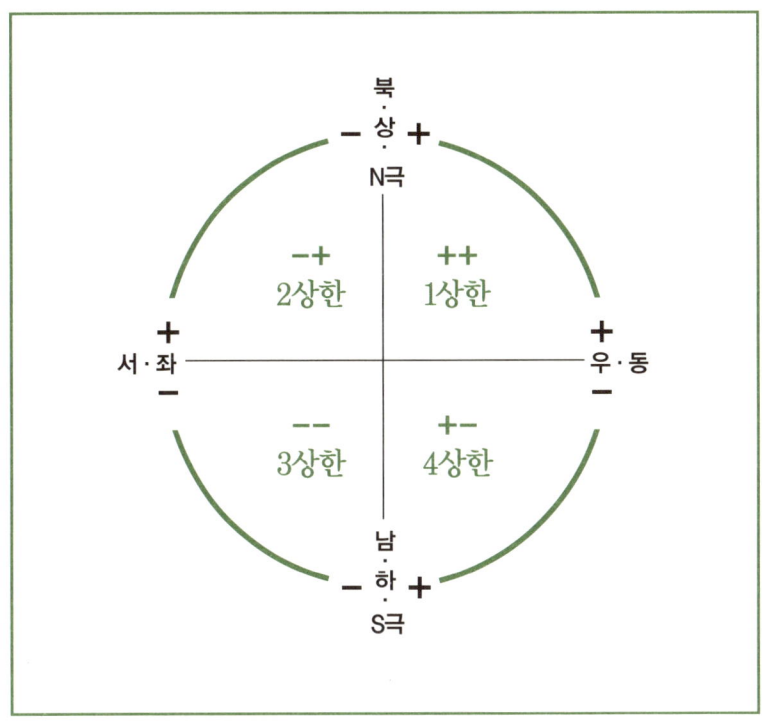

그림 5. 수학의 좌표와 음양, 방위, 자기

2음:7양의 비율로 결합한 광자의 흐름이다. 화기(2음7양)는 양기이지만 실질적으로 순음이다. 음기라 하면 땅 기운인 수기(1양6음)를 말하지만 수기는 실질적으로 순양이다. 음과 양, 음기와 양기라는 용어 자체는 쓰이는 내용에 따라 협의狹義의 의미와 광의廣義의 의미를 갖는다.

혈액순환은 음기의 순환이며 기의 순환은 양기의 순환이라 할 때 쓰인 음기와 양기는 단순환 음기와 양기의 의미가 아닌, 한 차원 높은 광의의 의미이다. 음양이라 할 때도 음과 양, 음기와 양기를 의미하므로 쓰임에 따른 의미를 이해하고 구분할 수 있어야 한다.

인간의 눈에는 음성의 물질이나 육신은 보이고 양성의 에너지나 빛, 마음, 정신은 보이지 않는다. 형이하만 보이고 형이상은 보이지 않는다. 혈액순환은 음기의 순환이므로 보인다. 기의 순환은 양기의 순환이므로 보이지 않는다. 우리 몸의 경락에서 느껴지는 기도 순음인 순양진기의 흐름만 느껴지고 순양인 순음진기는 느끼지 못한다.

단전호흡의 수련 경지가 깊어져 단전호흡과 기 순환이 자동으로 이루어지면 기 순환을 느끼게 된다. 하지만 몸의 앞쪽에서 흐르는 기는 느낄 수 있어도 뒤쪽으로 흐르는 기는 인식되지 않는다. 뒤로 흐르는 기운은 땅 기운으로 수기水氣로 음기이며 앞으로 흐르는 기는 양기로 하늘 기운이며 화기火氣이다. 수기는 음기이지만 순양이며 화기는 양기이지만 순음이다.

3 단전

심장이 혈액을 순환시키는 순환펌프 역할을 하듯이 단전은 기를 빨아들이고 순환시키는 순환 펌프역할을 한다. 상단전은 음기를 빨아들여 양기로 바꾸어 밀어낸다. 하단전은 양기를 빨아들여 음기로 바꾸어 밀어낸다. 모든 음기는 상단전으로 들어오고 양기는 하단전으로 들어온다. 음기와 양기는 상단전과 하단전을 한 바퀴 순환하면 음기는 양기로 바뀌고 양기는 음기로 바뀌며 생체전기가 되어 체력이 된다.

하단전은 우리 몸의 상하·좌우·전후의 중심이며 기 순환의 중심이며 기의 저장과 소비를 주관한다. 선도나 호흡을 수련하는 단체에서 하단전을 중히 여기는 이유이다.

보통 사람은 하단전이 기를 순환시키는 중심이 되므로 기 순환의 주된 순환펌프 역할을 한다. 단전수련으로 삼단전이 통합되면 상단전으로 통합되어 상단전이 주된 역할을 한다. 태아 시절에는 삼단전이 하나의 단전으로 통합된 단전을 운영하다가 태어난 후 2~3년이 지나면 세 개의 단전으로 나누어진다. 단전호흡 수련에 의하여 경지에 이르면 세 개의 단전은 다시 하나로 통합될 수도 있다. 상단전과 하단전을 이어주는 주된 통로가 앞쪽은 임맥任脈, 뒤쪽은 독맥督脈이다. 나머지 기경팔맥은 보조 역할을 한다.

상단전

이마의 양미간 중앙인 인당印堂과 연결되는 머릿속 중앙에 위치하는 상단전에 창조주의 분신인 영혼이 머물러 기 순환을 주관하며 총괄한다. 상단전은 음기를 빨아들여 양기로 바꾸어 밀어내는 역할을 한다. 상단전으로 양경락이 이어지므로 음기는 양경락을 통하여 상단전으로 들어온다.

손과 팔에서 오는 세 개의 양경과 발과 다리에서 오는 세 개의 양경을 통하여 양경락 영역의 피부의 기공과 경혈로부터 음기가 흡수된다. 상단전을 나온 양기는 반드시 하단전으로 내려가야 생체전기로 바뀌어 체력이 된다. 심경락이 닫히면 상단전을 거친 양기가 하단전으로 내려가지 못한다. 하단전에 저장되려면 하단전을 나온 진기가 독맥을 지나 상단전을 한 번 더 거쳐 하단전으로 되돌아와야 선천기가 되어 저장된다.

중단전

 가슴속 중앙에 위치하는 중단전에는 영혼의 마음이 머물러 경락을 여닫는다. 양기의 순환을 지배하는 심경락과 음기의 순환을 지배하는 신경락을 통제한다. 심장을 지배하는 심경락을 여닫아 양기의 순환을 조절하며 통제한다. 심경락이 닫히면 상단전을 나온 양기가 하단전으로 내려가지 못해 생체전기의 생산이 중단된다. 심경락이 닫히면 가슴의 중앙에 위치하는 단중혈膻中穴에서 닫혀 중단전의 기 순환이 안 된다.

 심경락이 닫히면 하단전은 사랑의 에너지인 양기를 받지 못한다. 신경락腎經絡이 닫히면 등에 위치하는 대추혈大椎穴이 닫혀 하단전을 나온 음기가 상단전으로 올라가지 못한다. 어느 경락이든 닫히면 하단전에 저장된 선천기를 생체전기로 바꾸어 사용해야 하므로 노화와 수명의 단축으로 이어진다.

 인간의 마음이 가슴의 중단전에 있고 심장이 마음의 영향을 받는 마음의 장기라 하여 심장心臟이다. 마음이 가슴에 있어 극진한 대접을 받거나 보살핌을 받으면 가슴이 따뜻해지며 마음이 열린다. 가슴이 닫히면 단중혈에서 닫혀 중단전의 기 순환이 되지 못하고 하단전에 양기가 공급되지 못한다. 상기上氣되는 현상이 오며 혈압이 오르고 가슴이 답답해진다. 가슴이 답답할 때 가슴을 두드리게 되는 이유이다. 가슴과 어깨를 활짝 펴면 중단전이 열려 기 순환이 잘 된다. 가슴과 어깨가 쪼그라들지 않고 체형을 바르게 유지하면 노인이 되더라도 기 순환이 잘 되어 장수를 누린다. 한의학에서 단중혈은 임맥任

脈의 8번째 경혈로 온 몸의 기가 집중되는 팔회혈八會穴 eight confluent point이다.

하단전

아랫배 가운데 위치하는 하단전은 우리 몸의 전후 · 좌우 · 상하의 중심이며, 무게의 중심이며, 기 순환의 중심이다. 하단전은 기의 흡수 · 순환 · 생산 · 저장 · 소비를 조절한다. 모든 양기는 음경락을 통하여 하단전으로 들어온다. 하단전은 양기를 빨아들여 음기로 바꾸어 밀어낸다.

하단전에는 음경락을 통하여 직접 들어온 양기와 상단전을 지남으로써 변화된 양기가 함께 들어간다. 직접 하단전으로 들어온 양기는 하단전을 지나면 순음진기가 되어 바로 체력으로 이용될 수 있다. 체력은 생체전기를 생산할 수 있는 능력이며 기를 순환시킬 수 있는 능력이다. 쓰고 남는 생체전기는 상단전을 거쳐 하단전으로 내려오면 선천기로 바꾸어 하단전에 저장한다.

상단전을 거친 양기가 하단전으로 들어오면 생체전기로 바뀌어 진기眞氣가 된다. 진기가 하단전을 나가 소모되지 않고 상단전을 거치면 순양진기가 되고 하단전으로 되돌아오면 강화되어 선천기로 변하여 저장된다. 하단전이 기를 저장할 수 있는 능력은 무한하다. 하단전에 저장된 선천기는 하단전을 나가지 못한다. 경락이 닫히면 하단전에 저장된 선천기를 진기로 바꾸어 독맥을 통하여 전신으로 공급될 수 있다.

하단전은 생체전기를 선천기로 바꾸기도 하고, 선천기를 생체전기로 바꾸기도 한다. 수명이 연장되기도 하고 단축되기도 한다는 의미이다. 체력은 하단전에 저장된 배터리인 생체전기의 충전량이다. 체력이 증가하는 현상이 충전이며 수명의 연장으로 나타나고, 체력이 소모되는 현상이 방전이며 수명의 단축으로 나타난다.

4 경락

경락經絡 meridians & collaterals은 사랑의 에너지인 기氣가 통하고 흐르는 길이다. 아래 위로 통하는 길을 경맥經脈 meridian이라 하고 옆으로 통하는 길을 락맥絡脈 collaterals이라 하여 합쳐서 경락이다. 우리 몸의 경락은 크게 단전을 중심으로 육장六臟과 육부六腑를 관장하는 12개의 경맥經脈 meridians과 기를 고속으로 순환시키는 통로 역할을 하는 8개의 경맥인 기경팔맥奇經八脈 eight extra meridians으로 구성된다.

음기와 양기는 강약이 있어 삼양삼음三陽三陰으로 나눈다. 음기가 100%로 순수해져 극에 이르면 양기가 되는데 소음少陰, 궐음厥陰, 태음太陰을 거치며 양기로 되면 소양少陽, 양명陽明, 태양太陽을 거쳐 음기로 바뀐다. 이에 일치하게 경락도 삼양삼음이 있고 장臟과 부腑에도 육장육부가 있어 경락이 12개이다.

육장六臟은 심장, 심포心包, 폐장, 신장, 간장, 비장이며 이들 장기와 연관되는 경락이 심경心經 heart meridian of hand, 심포경心包經 pericardium meridian of hand, 폐경肺經 lung meridian of hand, 신경腎經 kidney meridian of foot, 간경肝經 liver meridian of foot, 비경脾經 spleen meridian of foot이다.

심경은 심장을 지배하고 심포는 형체가 없는 장기이지만 심장을 보호한다. 육부六腑는 육장을 지원하는 장기로 소장, 대장, 삼초三焦, 담, 방광, 위이다. 이들 장기와 연관되는 경락이 소장경小腸經 small intestine meridian of hand, 대장경大腸經 large intestine meridian of hand, 삼초경三焦經 triple energizer meridian of hand, 담경膽經 gall bladder meridian of foot, 방광경膀胱經 bladder meridian of foot, 위경胃經 stomach meridian of foot이다.

삼초는 상초, 중초, 하초로 우리 몸을 상중하로 나누어 호흡기 계통, 소화기 계통, 생식기 계통에 기를 공급하는 형체가 없는 기관이다. 육장육부의 명칭과 동일하게 12개의 십이경락이 된다. 육장은 음경의 지배를 받아 음경에 속하며 육부는 양경의 지배를 받아 양경에 속한다.

십이경맥의 장부臟腑 배속은 음경은 장臟에 배속되고, 양경은 부腑에 배속된다. 또한 오행五行에 따르게 되어 폐·대장경은 금金에, 비·위경은 토土에, 심·소장경과 심포·삼초는 화火에, 신·방광경은 수水에, 간·담경은 목木에 속한다.

십이경맥은 각각 관할 영역을 종주縱走하지만 경맥이 상하로 가지를 낼 때 경별經別 divergent meridians이라 하고, 횡으로 가지를 낼 때 낙맥絡脈 collaterals이라 하고, 더 작은 가지는 손락孫絡이라 한다. 피부로 떠오르는 경락을 부락浮絡이라 하며 말단 기관인 기공과 이어진다. 경락은 각기 관할하는 근육과 피부로 이어지며 십이경근經筋 muscle regions, 십이피부皮部 cutaneous regions라 한다.

 십이경맥은 관할 구역의 근육과 관절로 이어지며 세포 하나하나에까지 이어진다. 온 몸에 그물망을 형성하며 경락 체계를 이룬다. 따라서 경락은 십이경맥, 십이경별, 십이낙맥, 십이경근, 십이피부로 구분되어 그물망을 형성하며 기공과 경혈을 위치시키고 기를 순환시킨다.

 기경팔맥奇經八脈은 우리 몸에서 기를 고속으로 순환시키는 통로이다. 단전을 나온 기는 기경팔맥을 통하여 나오고 요소요소에서 십이경맥과 이어져 온 몸으로 전달된다. 상단전과 하단전 사이는 임맥이 하행선이며 독맥이 상행선이다. 유맥維脈은 상단전에서 팔을 경유해 다리로 가고, 교맥蹻脈은 상단전에서 바로 다리로 간다. 양유맥과 양교맥이 상행선이며 음유맥과 음교맥이 하행선이다.

 몸의 앞쪽은 중앙 부위에 임맥任脈 conception vessel, 충맥衝脈 chong meridian이 지나고 양측으로 음유맥陰維脈 yingwei meridian, 음교맥陰蹻脈 yingqiao meridian이 주행하며 기를 상단전에서 하단전과 발로 내리는 하행선이다. 뒤쪽 중앙에 독맥督脈 governor vessel이 지나고 양옆으로 양유맥陽維脈 yangwei meridian, 양교맥陽蹻脈 yangqiao meridian이 주행하며 발까지 간다. 발과 하단전의 기를 상단전으로 올리는 상행선이다. 허리 주위에는 대맥帶脈 dai meridian이 통하며 상체와 하체의 기 순환의 균형을 맞춘다. 기경팔맥은 십이경맥과 요소요소에서 이어지며 기를 중계하고 기의 저장고reservoir 역할도 한다.

음경락

몸의 안쪽과 배 부위는 음경락 영역이며 몸의 30%를 점유한다. 몸의 바깥쪽과 등 부위는 양경락 영역이며 몸의 70%를 점유한다. 해를 등지고 발을 뻗고 앉았을 때 햇빛이 비치는 부위가 양경락 영역이며 햇빛이 비치지 않는 부위가 음경락 영역이다. 음경락 영역의 피부에 위치하는 기공과 경혈로부터 양기가 흡수된다. 양경락 영역의 피부에 위치하는 기공과 경혈로부터 음기가 흡수된다. 음경락에는 양기가 흐르고 양경락에는 음기가 흐른다.

양경락

몸의 바깥쪽과 등 부위는 양경락 영역으로 몸의 70%를 점유한다. 양경락 영역의 피부의 기공과 경혈로부터 음기가 흡수된다. 머리와 얼굴은 양경락 영역이다. 머리와 얼굴은 뇌를 식혀주기 위한 라디에

이터 역할을 하므로 음기는 모두 상단전으로 들어간다. 심경락이나 신경락이 닫혀도 팔과 다리, 등의 양경락 영역의 피부에 위치하는 기공으로부터 시원한 음기는 흡수되어 상단전으로 들어가 머리를 식혀준다. 머리와 얼굴 자체에도 전체 경혈수의 10%에 이르는 경혈이 있으며 음기를 흡수한다.

심경락과 신경락이 닫혀도 온 몸에서 들어오는 음기는 머리와 얼굴을 통하고 상단전으로 들어간다. 머리와 얼굴에는 양기를 흡수하는 경혈은 존재하지 않는다. 시원한 음기가 뇌를 식혀주기 위함이다. 얼굴은 기혈순환이 잘 되어 추위에 노출되어도 닭살이 생기지 않으며 추위를 잘 견딘다. 극지방에서 등산을 하더라도 뇌를 식혀주는 라디에이터 역할을 유지하기 위하여 얼굴은 가리지 않는다.

음기는 육신을 만들고 양기는 강화한다. 얼굴에는 음기의 순환이 잘 되어 조직의 생성이 잘 이루어진다. 얼굴의 피부는 2주 정도에 한 번씩 바뀌며 우리 몸에서 깎아내도 되는 유일한 부위이다. 피부과에서 레이저를 이용한 피부 관리를 할 수 있는 이유이다.

경락에는 음기와 양기가 통하며, 음기와 양기가 결합한 진기眞氣인 생체전기도 통한다. 심경락이 양기의 순환을 조절하고, 신경락이 음기의 순환을 조절한다. 온 몸의 기 순환에서 경락의 여닫힘의 기전은 알려진 바 없다. 한의학에서는 태음경과 태양경이 기 순환을 주도하고, 소음경과 소양경이 기의 순환을 조절하는 것으로 생각한다.

실제로 심경락이 닫히면 상단전을 나온 양기가 하단전으로 내려가지 못하고, 신경락이 닫히면 하단전을 나온 음기가 상단전으로 올라가지 못한다. 심경락이 닫히면 생체전기의 생산이 중단되고, 신경락이 닫히면 대폭 축소된다. 심경락이든 신경락이든 경락이 닫히면 선천기를 생체전기로 바꾸어 써야 하므로 체력의 소모로 이어지고 수명이 단축된다. 신경락이 닫히면 하단전을 나온 음기가 상단전으로 올라가지 못하므로 선천기의 생성이 중단되어 체력이 떨어진다.

5 기공과 경혈

기공氣孔과 경혈經穴은 사랑의 에너지인 음기와 양기가 몸으로 들어오는 구멍 역할을 한다. 기가 빨려 들어오는 느낌은 주로 기공에서 느껴진다. 기공수가 워낙 많아 경혈로부터 들어옴과 분별이 되지 않기 때문이다.

기공

기공氣孔 pore, spiracles, stoma은 한의학에 없지만 피부에 존재하는 경락의 말단 기관으로 기를 흡수하는 구멍이다. 양경락 영역에 분포하는 기공은 음기를 흡수하고 음경락 영역에 분포하는 기공은 양기를 흡수한다.

선도仙道에서 온 몸의 기공 수는 8만 4천 개라 한다. 700만 개라는 기록도 있다. 기공의 중심에는 털이 나 있고 갑자기 추위에 노출되면 닭살로 나타난다. 기는 세포 하나하나에 공급되어야 하므로 기공의 수도 대단히 많을 것으로 생각된다. 필자의 경험으로 보면 기의 순환 능력에 따라 기공의 분포도 달라져 기 순환 능력이 증가하면 활동하는 기공의 형태와 수도 따라서 달라진다. 양경락 영역과 음경락 영역도 고정된 것이 아니며 변화할 수 있다. 양기의 순도가 높아질수록 음경락 영역이 증가한다.

양경락 영역의 피부에 위치하는 기공의 모습은 팔과 다리에서 잘 나타나며 직경 1mm 정도의 원형으로 주위의 피부보다 짙은 색으로 나타나 눈으로도 식별이 가능하다. 중심에 털이 존재하며 갑자기 추위에 노출되면 닭살로 나타난다. 음경락 영역의 피부에 위치하는 기공은 보이지도 않을 정도로 작다. 갑자기 추위에 노출되어 피부에 닭살이 생길 때에야 육안으로도 볼 수 있다. 양경락 영역에서 생기는 닭살보다 분명하지 않고 부위에 따라 보이지 않는다. 얼굴과 머리에서는 양기가 흡수되지 않는다. 음기만 흡수되지만 얼굴과 머리에는 닭살이 생기지 않는다.

경혈

경혈經穴 acupuncture point은 질병에 대한 반응점反應點으로 한의학에서 침을 놓을 수 있는 자리이다. 경혈은 인류가 장기간에 걸쳐 의술 치료를 시행해 오면서 얻어낸 것으로 병이 치료되는 부위이다. 수혈臟穴, 혈도穴道, 혈위穴位, 공혈孔穴, 기혈氣穴이라고도 한다. 경혈은 체표에서 기를 흡수하는 공극空隙이며, 경혈이 존재하는 위치는 기공보다 깊은 곳에 있어 피부, 근육, 동맥, 관절강인 경우도 있다. 경혈은 무선 통신망의 기지국과 같은 역할을 하여 기를 중계하기도 하고 흡수하기도 한다. 경혈의 이런 능력으로 우주의 기를 받을 수도 있고, 내 몸속의 기가 마음을 따라 우주의 어느 곳에라도 시공을 초월해 갈 수 있다. 경혈을 통하여 손끝에서 발가락 끝으로도 기운을 순간적으로 보낼 수도 있다. 기 치료가 가능한 이유이다.

경락이 서로 이어지는 부위는 경혈을 이룬다. 위치에 따라 경혈의 성능이 다르다. 무선통신망의 기지국이 높은 곳에 위치할수록 유리한 것처럼 가장 높은 곳에 있든가 힘을 많이 받거나 기능을 많이 하는 관절 주위에 위치한 경혈의 기능이 특이하며 역할이 크다. 손바닥 중앙에 위치한 노궁혈勞宮穴이나 발바닥 중앙에 위치한 용천혈龍泉穴은 양기의 흡수 능력이 특이할 정도로 크다. 경혈이 기공보다 기의 흡수 기능이 우수하다.

경혈의 분포는 기 흡수량의 비율과 일치한다. 음기를 흡수하는 팔을 경유하는 수삼양경의 경혈 수는 좌우를 합하여 124개이다. 등과 다리를 경유하는 족삼양경의 경혈 수는 좌우를 합하여 312개로 양경의 경혈 수는 436개이다. 여기에 독맥에 소속된 28개 경혈도 음기를 흡수하므로 음기를 흡수하는 양경의 경혈 수는 모두 464개이다.

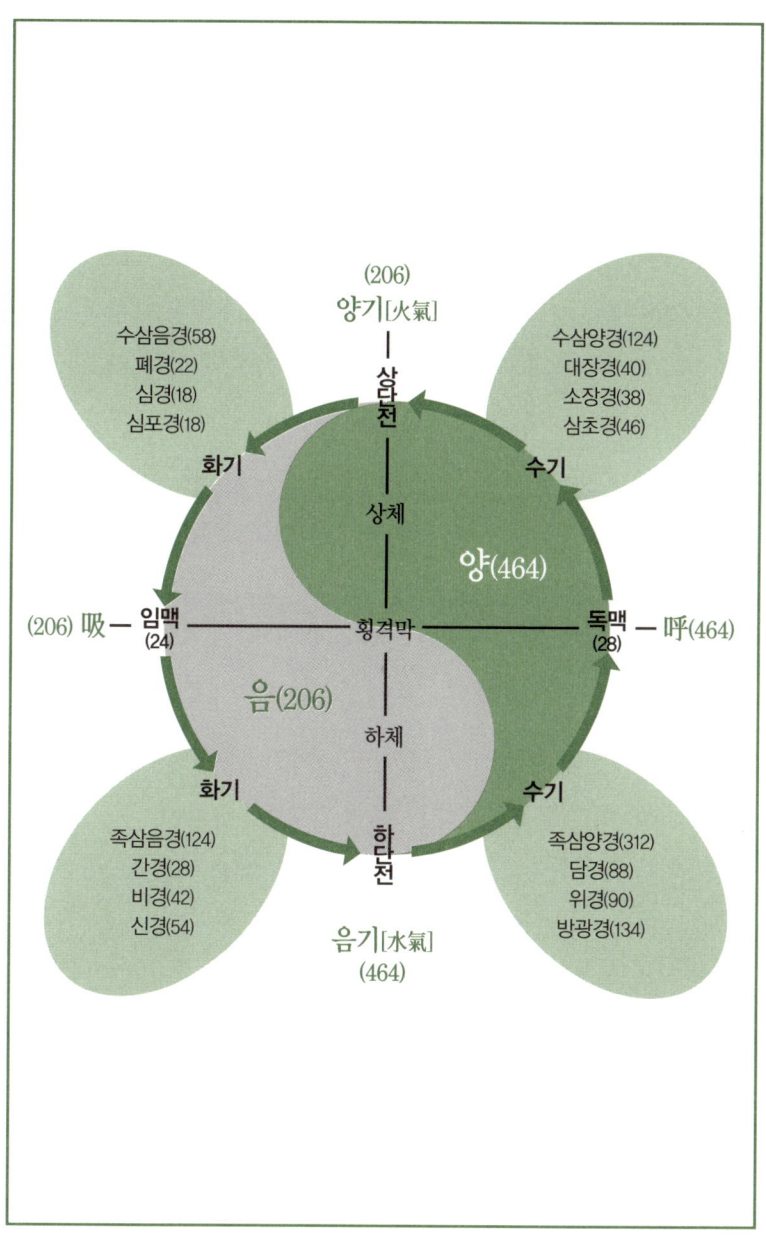

그림6. 십이 경맥과 경혈, 호흡과 기 순환

양기인 화기를 흡수하는 수삼음경의 경혈 수는 58개이다. 족삼음경의 경혈 수는 124개로 십이경맥의 음경의 경혈 수는 182개이다. 임맥에 소속된 24개 경혈도 양기를 흡수한다. 양기를 흡수하는 경혈 수는 206개이다. 모든 음경의 경혈 수는 206개이며 양경의 경혈 수는 464개로 합하면 670개이다. 음경의 경혈이 30.75%, 양경의 경혈이 69.25%이다. 음기와 양기의 흡수 비율은 7:3이다. 우주의 기 순환이나 음양의 비율에서 인체도 동일하다. 기를 흡수하는 경혈이나 기공의 비율에서도 오묘한 관계를 유지한다.

한의학에서 경혈은 작동 기능이 달라 경혈의 위치에 따라 근치近治작용, 원치遠治작용, 국소局所작용을 하며 치료 원리로 이용된다. 머리나 얼굴, 몸통 부위에 분포하는 경혈은 근치작용과 국소작용을 한다. 팔꿈치나 무릎 이하에 위치하는 경혈은 국소조직, 기관의 병증을 치료할 뿐 아니라 경맥으로 연결된 먼 부위의 해당 장부, 조직, 기관을 치료하고 어떤 혈은 전신 치료 작용을 한다.

경혈마다 혈성穴性이 다르며 억제 작용과 항진 작용을 동시에 나타내는 경혈도 있다. 항진된 기능을 정상으로 돌리기도 하고, 저하된 기능을 정상으로 되돌리는 경혈도 있다. 특수한 치료 작용을 나타내는 10가지 종류의 특정特定 경혈이 십이경맥별로 목적에 맞게 분포되고 있다.

우리가 급소急所라고 하는 부위도 경혈이며 함부로 건드려서는 안 되는 부위이다. 급소를 가격하여 충격을 받으면 기절하기도 하고 힘을 쓰지 못하기도 하여 호신술護身術에서 이용된다. 혈도穴道 호신술이라 하여 무술로서 한 분야를 이루고 있다.

손과 발은 손목과 발목 이하에 각각 26개의 뼈를 가져, 온 몸 뼈 수의 절반을 차지하며 관절수도 많다. 손과 발에는 손목과 발목 이하에 십이경맥이 모두 5단계로 오수혈五輪穴을 갖는다. 샘솟듯이 기가 흐르기 시작하는 곳을 정혈井穴 well point, 얕게 흐르는 곳을 형혈滎穴 spring point, 깊게 흐르는 곳을 수혈輸穴 stream point, 힘차게 흐르는 곳을 경혈經穴 river point, 본장本臟으로 들어가는 곳을 합혈合穴 sea point이라 하여 다섯 가지 중요한 경혈을 소유한다. 손과 발의 오수혈 수만 합해도 240여 개가 되므로 전신 경혈의 1/3 이상을 차지한다. 손과 발을 주무르고 마사지해주는 것이 효과를 보는 이유이다.

앞서 말했듯, 십이경맥의 손가락과 발가락의 끝부분에 위치하는 경혈이 가장 높은 곳의 중계국 역할을 하므로 가장 중요하다. 손가락 발가락 끝부분 손톱과 발톱이 시작되는 양 옆 부위에 12경맥이 모두 경혈을 갖는다. 손가락 끝마디에는 수삼음경과 양경, 발가락 끝마디에는 족삼음경과 양경이 시작되거나 끝나는 경혈이 있으며 음경과 양경이 이어진다. 샘물이 솟아나와 강을 이루듯이 기가 십이경락으로 샘솟듯이 흘러 들어가는 부위가 되고, 기 순환의 전환점이 되어 중요한 의미를 지닌다. 손가락 발가락에 하중이 실리는 모든 운동은 기 순환을 촉진한다.

근육을 풀어주고 경혈을 마사지하는 경우 해당 경맥의 주행 방향을 따라 소속된 경혈 전체를 해주면 효과가 더 커진다. 특히 손톱과 발톱이 시작되는 옆 부위와 손과 발을 모두 주물러주는 것은 온 몸의 기 순환을 촉진한다.

손과 발의 경혈은 반사작용도 해 이웃된 경락과 소통되는 효과도 있다. 손과 발에 수지침을 놓아 온 몸의 질병을 치료하는 원리이다. 손과 발에는 62개의 반사구가 있어 이를 통하여 인체 각 장부와 기관이 대응한다고 한다. 반사구를 마사지해줌으로서 자신의 질병을 다스리는 반사요법이 오래전부터 민간요법으로 이용되고 있다. 수지침이나 경락 마사지가 효과를 보는 이유이다.

십이경맥과 기경팔맥 6

십이경맥

십이경맥은 상체와 하체의 전면과 후면에 각각 세 개의 음경과 세 개의 양경으로 나뉘어 분포한다. 경락의 관할 영역이 상체와 하체로 구분되고, 삼양삼음이 있어 상체는 수삼음경과 양경, 하체는 족삼음경과 양경으로 경락이 12개이다. 음경은 장臟을 관장하고 양경은 부腑를 관장한다. 육장六臟(심장, 폐장, 심포心包, 간장, 비장, 신장)을 관장하는 6개의 음경과 육부六腑(소장, 대장, 삼초三焦, 담, 위, 방광)를 관장하는 6개의 양경은 모두 음양의 강하고 약함에 따라 삼양삼음으로 나뉜다.

양이 극에 이르면 음으로 바뀌어 소양少陽, 양명陽明, 태양太陽을 거치며 극에 이르면 양으로 바뀐다. 바뀐 양은 소양少陽, 양명陽明, 태양太陽을 거치며 극에 이르면 음으로 바뀌며 순환이 지속된다. 상체에 소속하는 수삼手三음경과 양경, 하체에 소속하는 족삼足三음경과 양경이다. 음경은 삼음으로 구분되어 소음, 궐음, 태음경이며, 양경은 삼양으로 구분되어 소양, 양명, 태양경이다.

상체와 팔의 안쪽을 통하는 3개의 음경맥을 수삼음경手三陰經이라 한다. 수소음 **심경**, 수궐음 **심포경**, 수태음 **폐경**이다. 상체와 팔의 바깥쪽을 통하는 3개의 양경맥을 수삼양경手三陽經이라 한다. 수소양 **삼초경**, 수양명 **대장경**, 수태양 **소장경**이다. 하체와 다리의 안쪽을 통하는 3개의 음경맥을 족삼음경足三陰經이라 한다. 족소음 **신경**, 족궐음 **간경**, 족태음 **비경**이다. 하체와 다리의 바깥쪽을 통하는 3개의 양경맥을 족삼양경足三陽經이라 한다. 족소양 **담경**, 족양명 **위경**, 족태양 **방광경**이다.

장과 부는 짝을 이루어 해당 경락이 서로 이어지며 기능을 돕는다. 장은 생산을 담당하고 부는 공급과 분배를 담당하므로 해당 경락이 서로 이어진다. 폐경과 대장경, 심경과 소장경, 심포경과 삼초경, 간경과 담경, 비경과 위경, 신경과 방광경이 서로 이어진다. 심포는 심장을 보호하고 삼초는 상초, 중초, 하초로 나뉘어 몸을 삼등분하여 위로는 호흡기 계통, 가운데는 소화기 계통, 아래로 생식기 계통에 기를 공급하는 형체가 없는 기관이다.

육장 육부는 또한 오행五行에 따르게 되어 폐·대장경은 금金에, 비·위경은 토土에, 심·소장경과 심포·삼초는 화火에, 신·방광경은 수水에, 간·담경은 목木에 속한다.

십이경맥은 육장육부에 기를 제공하고 상호 교환함으로서 기능을

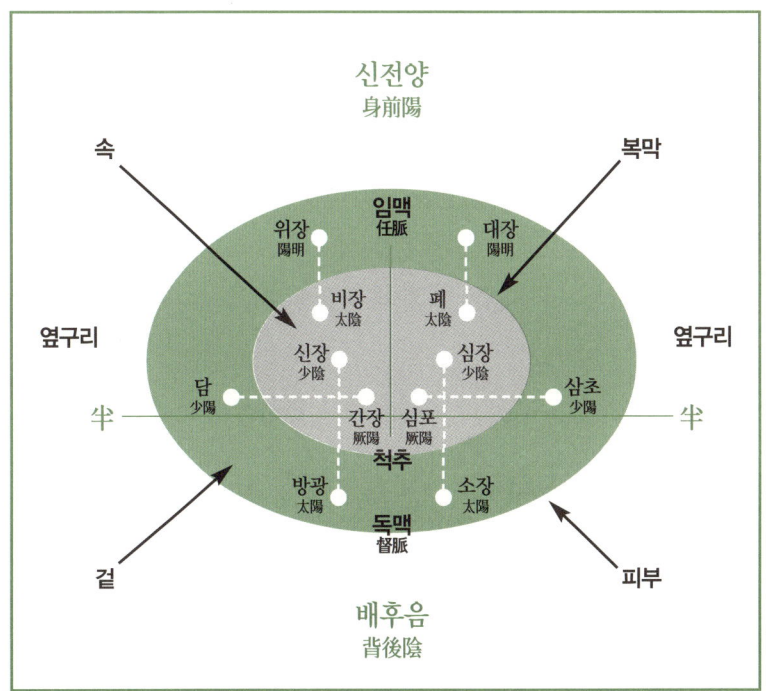

그림 7. 육경과 장부 표본

서로 돕는다. 기가 흡수되는 기공과 경혈과 연결되어 이들을 관장하며, 기를 소모하는 세포의 미토콘드리아를 관리한다. 이들 모두를 상호 연결하는 무선 통신망과 같은 역할을 한다. 문제는 십이경맥이 관할하는 피부와, 근육과, 뼈와 장부가 경맥별로 구분이 되어 있다는 점이다.

십이경맥은 경맥별로 관할구역을 지배하고, 또한 관할구역에서 기를 받아 해당 장부로 보내 피드백으로 장부의 건강이 유지된다. 그러므로 사람마다 장부별로 능력이 다르고 체질이 조금씩 다르게 나타난다. 십이경맥별로 사랑의 에너지를 받아들이고 소통시키는 능력이 달라지기 때문이다.

    육장육부를 관장하는 십이경맥이 기를 제대로 공급받도록 자극을 주려면 균형 잡히게 온 몸을 고르게 움직여 주어야 한다. 체형의 변형으로 기 순환에 지장을 초래하는 정도가 다르므로 육장육부의 기능도 다르게 나타난다. 십이경맥이 관장하는 모든 장부에 기 순환이 잘 유지되면 극치의 건강을 유지한다. 손가락 발가락을 이용해 힘든 일을 하고 살아가면 12개의 경락이 모두 활성화되어 건강을 잘 유지할 수 있다.

기경팔맥

    십이경맥은 요소요소에서 기경팔맥과 이어진다. 기경팔맥은 몸의 앞쪽 중앙에 임맥任脈, 충맥衝脈이 주행하며 양측으로 음유맥陰維脈, 음교맥陰蹻脈이 주행한다. 뒤쪽 중앙에 독맥督脈, 양 옆으로 양유맥陽維脈, 양교맥陽蹻脈이 주행하고 허리 주위를 대맥帶脈이 통하고 있다.

    기경팔맥의 기 순환은 임맥과 충맥, 음유맥, 음교맥을 통하여 위(상단전)에서 아래(하단전)로 내려온다. 독맥, 양유맥, 양교맥을 통하여 아래에서 위로 올라간다. 상단전과 하단전간의 순환은 모두 기경팔맥을 통하여 이루어진다.

기는 하체에서 70% 상체에서 30%가 운영된다. 하체에서 운영되는 기는 발가락 끝을 되돌아온다. 족삼음경과 양경이 발가락에서 이어진다. 상체에서 운영되는 기는 손가락 끝을 되돌아온다. 수삼음경과 양경이 손가락에서 이어진다. 하체와 상체의 비율이 7:3이다. 경계가 횡격막이므로 허리 주위를 운행하는 대맥帶脈이 상 하체의 기 순환의 균형을 조절한다.

　기의 순환은 몸의 뒤쪽에서 앞쪽으로 시계 반대 방향으로 순환하므로 기경팔맥 중 몸의 앞쪽에 분포하는 경맥은 고속도로에 비유하면 상단전에서 하단전, 머리에서 발로 내려가는 하행선이며, 몸의 뒤쪽에 분포하는 경맥은 상행선이다. 임맥은 하행선이며 독맥은 상행선이다. 팔과 다리로 연결되는 고속도로는 보조 역할을 하며 유맥과 교맥이 있다. 양유맥과 양교맥은 상행선이며 팔과 다리에서 상단전으로 연결된다. 음유맥과 음교맥은 하행선이며 상단전에서 팔과 다리로 연결된다.

　한의학에서 태양과 태음에 속하는 경맥은 기의 운행을 주도하고 바깥으로 여는 작용을 한다. 양명과 궐음에 속하는 경맥은 기를 내장하며 안으로 수렴하는 작용을 한다. 소음과 소양에 속하는 경맥은 기를 상호 연결하고 조절하는 역할을 해 기능을 분담한다. 수소음 심경이 양기의 순환을 조절하고, 족소음 신경이 음기의 순환을 조절한다.

　장부의 음기와 양기의 순환은 장과 부가 서로 이어지며 이루어진다. 수삼음경과 양경은 짝을 이루며 손가락에서 이어지며, 족삼음경과 양경은 발가락에서 이어진다. 모든 양경락은 머리의 상단전과 이어지며, 모든 음경락은 가슴으로 들어가 하단전과 이어진다. 폐경과 대장경, 심경과 소장경, 심포경과 삼초경은 손가락 끝에서 이어진다. 간경과 담경, 비경과 위경, 신경과 방광경의 경맥은 발가락에서 이어진다.

기의 순환이 원활하지 못하면 장부의 기능이 연쇄적으로 영향을 받아 떨어진다. 예를 들면 스트레스를 심하게 받거나 신경神經을 많이 쓰면 심경락이 닫히고 이어서 소장경에 기 순환이 부족하게 되어 소화가 되지 않는다. 위장이나 소장, 대장에 궤양이나 용종이 생기는 현상도 경락이 닫혀 사랑의 에너지인 기가 공급되지 못해 활성산소가 생성되어 모세혈관이 손상되면서 변형되어 나타나는 현상이다. 위나 소장, 대장에 생기면 용종이라 하고 항문 가까이에 생기면 치질이라 한다. 이러한 현상은 모든 조직에서 가능하고 종양과 암을 유발하기도 한다.

제3장
기 순환과 호흡

1. 한의학의 기 순환
2. 우리 몸과 자연의 기 순환
3. 단전호흡과 기 순환

한의학의 기 순환 1

한의학에서는 심장의 박동 능력을 체력으로 보기에 심장의 박동을 느낄 수 있는 부위에서 박동 양상을 진맥함으로서 체력을 평가한다. 기혈순환이 잘 되지 않으면 충혈充血되어 어혈瘀血이 되므로 기혈순환을 위하여 침으로 사혈瀉血을 시키거나 부항附缸을 하여 기를 소통시키는 것이 치료 원리이다.

한의학의 진기는 호흡을 수련하는 단체에서 말하는 것과 의미가 다르다. 기가 흡수되는 경로도 달라 천기天氣는 호흡과 함께 폐로 들어오고, 지기는 곡식과 함께 위胃로 들어와 합쳐지면 곡기穀氣가 된다. 곡기 중에 청淸한 것은 음陰에 속하여 영營이 되고, 탁濁한 것은 양陽에 속하여 위衛가 된다. 따라서 혈血을 지칭하기도 하는 영기營氣와 기氣를 지칭하는 위기衛氣라는 개념으로 기혈氣血순환을 이룬다. 영營, 위衛, 기氣, 혈血이 모두 경락을 통하여 전신에 수주輸注되며 경맥과 혈맥血脈을 함께 다루고 있다.

영기營氣의 순환은 십이경맥과 임맥任脈과 독맥督脈을 통하여 주간에 25회 야간에 25회씩 50회 이루어진다고 생각한다. 한의학의 독맥은 몸 안에 3개의 가지와 밖으로 하나의 가지와 경별經別을 갖고, 임맥은 두 개의 가지로 이루어진다. 독맥과 임맥은 바로 연결되어 위에서는 입 부위에서 이어지고, 아래에서는 회음혈에서 이어진다. 위기衛氣는 낮에는 양경陽經인 수삼양경과 족삼양경을 통하여 25회, 밤에는 음경陰經인 수삼음경과 족삼음경을 통하여 25회 이루어진다고 생각한다.

한의학에서 기 순환을 주도하는 경맥은 태음경이므로 기 순환도 수태음 폐경부터 시작한다. 태양과 태음에 속하는 경맥은 기의 운행을 주도하고 바깥으로 여는 작용을 한다. 양명과 궐음에 속하는 경맥은 기를 내장하며 안으로 수렴하는 작용을 한다. 소음과 소양에 속하는 경맥은 기를 상호 연결하고 조절하는 역할을 해 기능을 분담한다. 수소음 심경이 양기의 순환을 조절하고, 족소음 신경이 음기의 순환을 조절한다.

한의학에서 기 순환은 십이경맥의 기 순환이다. 십이경맥은 음양기陰陽氣의 다소에 따라 삼양삼음三陽三陰과 육기六氣의 속성이 있고 오행五行에 따른다. 음양이 시작되고 성장하며 커지는 과정을 각각 세 단계로 나누어 삼양삼음으로 나눈다. 양기가 음기로 바뀌어 음기가 증가하기 시작되는 부분이 소음少陰이며, 중간 정도로 성장하면 궐음厥陰이며, 커져서 극에 이르면 태음太陰이다. 음은 극에 이르면 양으로 바뀌어 소양少陽으로 시작하여 양명陽明으로 거치고, 더욱 커져 태양太陽에 이르면 음기로 바뀌며 순환을 지속한다. 십이경맥은 수삼양경과 음경, 족삼음경과 양경으로 이루어지므로 음양의 강약에 따라 각각 삼양삼음으로 구분된다.

한의학에서 십이경맥의 기 순환 순서는 수태음 **폐경** → 수양명 **대장경** → 족양명 **위경** → 족태음 **비경** → 족소음 **심경** → 수태양 **소장경** → 족태양 **방광경** → 족소음 **신경** → 수궐음 **심포경** → 수소양 **삼초경** → 족소양 **담경** → 족궐음 **간경** → 수태음 **폐경** 순이다.

한의학에는 상단전과 하단전의 개념이 없으나 단전을 개입시켜 본 기 순환은 **하단전** ⇒ 폐경 ⇒ 대장경 ⇒ **상단전** ⇒ 위경 ⇒ 비경 ⇒ **하단전** ⇒ 심경 ⇒ 소장경 ⇒ **상단전** ⇒ 방광경 ⇒ 신경 ⇒ **하단전** ⇒ 심포경 ⇒ 삼초경 ⇒ **상단전** ⇒ 담경 ⇒ 간경 ⇒ **하단전** ⇒ 폐경의 순으로 상단전과 하단전을 순환하며 이루어진다. 양경은 상단전과 이어지고 음경은 하단전과 이어진다. 수삼음경은 수삼양경과 이어지고, 수삼양경은 족삼양경과 이어지고, 족삼음경은 수삼음경과 이어진다. 상단전과 하단전을 세 바퀴 돌아야 육장육부의 순환이 이루어져 온 몸의 기 순환이 이루어진다.

한의학에서 단전丹田은 포胞라는 용어로 사용된다. 기 순환을 위한 상단전이나 하단전이라는 기 순환을 주도하는 개념이 아니다. 포에서 독맥, 임맥, 충맥이 시작되고 대맥을 제외한 7개의 기경팔맥은 모두 아래에서 위로 주행한다. 단전에서 발원한 기는 독맥과 임맥을 통해 온 몸을 운행한다고 생각한다. 십이경락의 기 순환은 낮에는 수삼양경과 족삼양경을 통하여 위에서 아래로 내려가며, 수삼음경과 족삼음경을 통하여 위로 올라간다고 생각한다.

십이경락의 여닫힘은 기의 출입을 조절하는 것으로 나타난다. 육기六氣와 접할 때 음양이 조절되는 기전으로 삼양은 피부 가까이에서 바깥문으로, 삼음은 보다 깊은 곳에서 안쪽 문으로 역할을 하며 상통하고 상응하여 수렴收斂과 조절調節, 발산發散으로 나타난다.

	육기는 덥고, 차고, 뜨겁고, 습하고, 건조하고, 바람 기운으로 나타난다. 대기 중의 기 순환은 기상으로 나타나고 이들이 일으키는 파동 현상은 우리 몸의 장기별로 갖는 고유의 파동과 공명을 일으켜 장기의 기능에 영향을 준다.

	자연의 계절 및 기후 변화는 인체 육장육부의 기에 영향을 미친다. 날씨의 변화는 인체의 질병 발생에 영향을 주는 중요한 외적 요인이다. 기후 변화가 갑자기 생기는 경우에 몸에 원기가 부족하거나 저항력이 약한 사람이 질병에 걸린다고 생각한다. 실제로 기온이나 습도, 한·냉의 요인이 급작스럽게 변할 때 체력이 떨어진 사람은 적응을 하지 못하고 기 순환에 영향을 주어 감기나 몸살에 걸리기도 하고 기절하기도 하고 중풍으로 이어지기도 한다.

우리 몸과 자연의 기 순환 2

　우리 몸의 기 순환은 상단전과 하단전 사이의 기 순환과 팔과 다리와 단전을 이어주는 기 순환으로 이루어진다. 상단전과 하단전간의 기 순환은 임맥이 하행선이며 독맥이 상행선이다. 상단전에서 팔과 다리간의 기 순환은 상단전으로부터 음유맥과 음교맥을 통하여 팔과 다리로 가고, 팔과 다리로부터 양유맥과 양교맥을 통하여 상단전으로 올라간다.

　우리 몸의 기 순환은 임맥을 통하여 양기가 내려오고, 독맥을 통하여 음기가 올라간다. 곧 등 뒤에서 몸의 앞쪽으로 순환한다. 음기는 음식물에 포함되어 흡수되는 것이 아니라 양경락 영역의 피부의 기공과 경혈로부터 직접 흡수된다. 이 음기가 수삼양경과 족삼양경을 통하여 상단전으로 들어가 양기로 바뀌어 하단전으로 내려가면 생체전기가 되어 진기眞氣가 된다.

　생명 활동에 쓸 수 있는 생체전기를 진기라 한다. 사용하려면 일단 독맥을 나가 이어지는 십이경락을 통하여 조직으로 공급되며, 쓰고 남는 진기는 양유맥과 양교맥을 통하여 상단전을 거쳐 하단전으로 내려오면 선천기로 강화되어 저장된다. 선천기는 하단전을 나오지 못한다. 나오려면 진기로 바뀌어야 한다.

양기는 호흡과 함께 폐로 들어오는 것이 아니라 음경락 영역의 피부의 기공과 경혈로부터 직접 흡수되어 수삼음경과 족삼음경을 통하여 하단전으로 들어가 음기로 바뀌면 순음진기로 사용이 가능하다. 소모되고 남는 진기는 양유맥과 양교맥을 통하여 상단전으로 올라가 순양진기로 바뀌어 하단전으로 내려오면 강화되어 선천기가 되어 저장된다. 경락이 닫혀 기 순환이 중단되면 선천기를 진기로 바꾸어 하단전으로 내보내 소모하게 된다.

기가 오르내리는 원리는 식물이나 자연에서도 동일하다. 양기인 화기는 하늘 기운으로 태양에서 내려와 잎에서 흡수되어 뿌리 쪽으로 내려온다. 음기인 수기는 땅 기운이며 물기로 뿌리에서 흡수되어 가지 끝 잎으로 올라가며 순환이 이루어진다. 음기와 양기는 순환되어야 생체전기가 된다.

땅에서도 음기는 수맥을 통하고 양기는 지맥을 통하여 순환한다. 높은 산꼭대기에도 수맥이 연결되어 수승水昇작용으로 식물이 자란다. 양기는 지맥으로 통하므로 높은 산맥으로 통하고 수맥은 낮은 골짜기를 지난다. 산의 모습에서도 음양오행이 나타나며 높고 험준할수록 양기가 강하고 지하로 내려갈수록 음기가 강해진다.

우주에는 우리가 생각하는 시간도 없고 공간도 없다. 시공이 일치할 뿐이다. 진공은 불순물이 없이 사랑의 에너지인 기로 채워진 공간이다. 우주에 아무것도 없는 공간은 없다. 대기는 지구 주위에 기로 채워진 공간이지만 지역에 따라 불순물이 많이 포함된다. 대기도 존재하려면 순환해야 한다. 대기에서 양기는 내려오고 음기는 올라감으로써 순환이 이루어진다. 기상氣象으로 나타난다.

바람이 크게 일면 태풍이 되며 몸에서 일면 기절초풍하기도 하고 풍을 만나면 중풍으로 이어진다. 대기에서 음기와 양기가 만나면 전기가 되어 번개가 일고 벼락이 친다. 땅덩이인 지구 자체에서도 음기는 수맥으로 흐르고 양기는 산맥으로 흐른다. 전기와 자기도 생성되어 남극과 북극을 순환한다. 생명체 내에서도 음기와 양기가 순환하며 음기와 양기가 만나면 생체전기가 되어 체력이 된다.

우주 만물은 사랑의 에너지인 기가 순환되어야 존재를 유지하며 모두 전자기 현상에 의해 생성되고, 저장되고, 사용된다. 음양의 순환은 전기 현상이며 음기와 양기의 순환은 생체전기 현상이다. 무생물은 음양이 순환되어 존재를 유지하고, 생물은 음기와 양기가 순환되어 존재를 유지한다. 우주 만물이 생성과 존재를 유지하기 위한 기 순환은 음승양강陰昇陽降 또는 수승화강水昇火降이라는 동일한 원리로 이루어진다.

우주 만물은 사랑의 에너지인 기로 이루어지고, 내부에서 기가 순환되지 못하면 소멸되어 사랑의 에너지로 되돌아간다. 지구도 태양도 오랜 세월 지나면 소멸되어 사랑의 에너지로 되돌아간다. 음과 양으로 이루어진 물物은 내부에서 음양의 순환이 없으면 기로 되돌아가고, 음기와 양기로 이루어진 생명체는 내부에서 음기와 양기의 순환이 없으면 기로 되돌아간다.

　인간을 포함하는 모든 생명체나 모든 별도 생로병사의 현상을 겪는다. 단체나 기업, 국가나 문화도 생로병사의 과정을 밟아 흥망성쇠로 나타난다. 창조주는 사랑의 에너지를 통하여 우주 만물의 생성과 소멸을 주관하고 통섭한다. 창조주의 뜻에 일치하여 사랑의 에너지를 받으면 생성되며, 받지 못하면 소멸되며 생로병사의 과정을 거친다. 우주는 시작도 없고 끝도 없이 생성되는 것만큼 소멸되며 소멸되는 만큼 생성되어 항상성을 유지한다. 우리의 조상들은 이미 《천부경 天符經》에서 이를 밝히고 있다.

단전호흡과 기 순환 3

　단전호흡과 기 순환을 이해하려면 동양철학의 기氣와 현대물리학의 에너지 물질의 개념을 알아야 한다. 우주 만물의 생성과 소멸의 원리를 알아야 한다. 한의학의 경락 체계와 기 순환, 선도仙道의 기 순환, 현대의학의 호흡, 혈액순환과 함께 뇌와 심장의 기능을 통합적으로 이해할 수 있어야 한다. 앞에서 한번 정리를 하였으므로 이해하리라 믿고 본론으로 들어간다.

호흡과 단전호흡

　현대의학에서 말하는 폐호흡은 산소를 흡수하고 이산화탄소를 배출하기 위하여 이루어진다. 단전호흡은 생체전기를 생산하기 위한 호흡이며, 무산소 운동이다.

폐호흡은 인성의 나인 육신의 존재 유지를 위한 호흡이며 단전호흡은 천성의 나인 영혼의 존재를 유지하기 위한 호흡이다. 폐호흡은 산소를 흡수하고 이산화탄소를 배출하지만 단전호흡은 사랑의 에너지인 음기와 양기를 직접 흡수한다.

우리 인간은 몸과 마음과 정신으로 이루어진다. 몸과 정신은 마음이 하라는 대로 한다. 정신은 기氣이므로 기는 마음을 따라다닌다. 마음은 호흡에 머문다. 호흡을 서서히 고르게 깊게 하면 마음이 가라앉는다. 마음이 호흡에 머무르고 호흡은 마음과 함께 기를 실어 단전으로 나른다. 따라서 마음을 수련하려면 호흡을 수련해야 한다. 마음은 호흡을 따라가고 기는 마음을 따라가기 때문이다.

기를 수련하려면 호흡을 수련해야 한다. 인성의 마음은 하단전에서만 순화되어 천성의 마음이 되므로 마음을 수련하려면 마음을 기와 함께 하단전으로 내려야 한다. 기는 마음을 따라가므로 마음과 함께 기를 하단전으로 내려야 생체전기가 생성된다. 사랑의 에너지를 받으려면 단전호흡을 해야 한다. 단전호흡을 하면 마음이 순화되며 닦여 천성의 마음이 된다.

단전호흡 수련은 심신 안정, 스트레스 해소, 노화 방지와 성인병 예방·치료 효과가 있다. 또한 자연 치유력과 면역력이 높아지고, 피로회복이 잘 되고, 심혈관질환에 효과적이라는 의학적 연구 결과를 도출하고 있다.

명상이나 참선도 마찬가지이다. 명상을 함으로써 마음과 믿음의 힘으로 발바닥과 손바닥에서 부분적으로 체온이 상승하는 현상이 확

인되었다. 명상을 하면 혈압과 맥박에도 변화가 오고 마음과 함께 안정됨을 경험한다. 그러나 그 이유는 잘 모른다. 명상을 하는 방법은 동양과 서양이 다르지만 도달하는 경지는 동일하다. 정심靜心, 定心의 상태에서 의념意念을 집중시켜 무념무상無念無想의 상태로 들어가는 과정이다.

현대의학의 관점에서는 굳이 의미를 부여한다면, 단전호흡은 산소의 공급을 더 잘할 수 있는 호흡법에 지나지 않을 뿐이다. 단전호흡을 수련하는 단체에서도 단전호흡을 하면 호흡을 깊게 하므로 폐 용량을 최대로 활용하여 4~6배의 공기를 흡입하는 효과가 난다고 설명하기 때문이다. 산소의 공급을 충분히 함으로써 모든 세포가 활성화되고, 피로함 없이 항상 맑은 정신으로 행하는 일에 능률이 올라간다고 설명할 뿐이다. 실제로는 기를 많이 흡수하고 순환시키는 것인데 말이다. 하지만 기를 흡수하고 순환시킨다고 말하면 대부분 사람들은 이해하지 못한다. 현대의학을 믿거나 연구하는 사람들은 거부감마저 나타낸다. 대부분 종교인들은 기라는 말이 나오면 미신을 떠올리기도 하고 좋아하지 않는다.

하지만 인간은 누구나 폐호흡과 혈액순환뿐 아니라 단전호흡과 기 순환을 한다. 단전호흡과 기 순환은 체력을 생산하는 과정이므로 폐호흡과 혈액순환보다 상위의 생리적인 순환 체계이다. 보통 사람은 폐호흡과 단전호흡의 주기가 일치하므로 인식되지는 않지만 정상인이라면 누구나 폐호흡을 하면 단전호흡도 이루어진다.

폐호흡과 혈액순환은 음기의 순환이며 단전호흡과 기 순환은 양기의 순환이다. 양기의 순환이므로 눈에 보이지 않아 알 수가 없었던 것이다. 현대의학은 증명이 가능해야 인정을 받는다. 형체가 있는 것은 음기이므로 음기의 순환만 증명할 수 있고 알 수 있을 뿐이다.

우리말에서 호흡呼吸을 숨이라고 한다. 숨[息]에는 내쉬는 날숨인 호식呼息과 들이쉬는 들숨인 흡식吸息이 있다. 식息은 호흡을 의미하며 글자 그대로 자기自의 마음心이다. 식息은 마음이 몸 아래 중심에 있다는 의미이다. 마음을 하단전에 머물게 하고 숨을 쉬는 것을 말한다. 마음이 하단전에 머무를 때만 경락이 열려 단전호흡과 기 순환이 효과적으로 이루어지기 때문이다.

우리 몸의 기의 흡수와 순환은 이렇게 이루어진다. 상단전은 날숨인 호식呼息 주기에 등을 포함하는 몸의 바깥 부분인 양경락 영역의 피부의 기공과 경혈로부터 음기인 수기를 빨아들인 다음 양기인 화기로 바꾸어 밀어낸다. 하단전은 들숨인 흡식吸息 주기에 배를 포함하는 몸의 안쪽 부분인 음경락 영역의 피부의 기공과 경혈로부터 양기를 빨아들여 음기로 바꾸어 밀어낸다. 음기나 양기는 상단전과 하단전을 한 바퀴 순환하면 음양이 뒤바뀌며 생체전기가 되어 체력이 된다. 생체전기를 생산할 수 있는 능력이 체력이다. 따라서 체력은 기를 순환시킬 수 있는 능력이다. 체력의 생산 주기는 폐호흡의 주기와 일치한다.

호식 주기에 상단전을 나온 양기가 내려와 하단전을 지나면 생체전기가 되어 체력이 되며 이를 진기眞氣라 한다. 진기는 순수하며 사용할 수 있는 진짜 기운氣運이라는 의미이다.

호흡은 사랑의 에너지인 기를 실어 단전으로 나른다. 호흡을 깊게 해야 사랑의 에너지가 하단전으로 내려간다. 공기는 폐까지 드나들지만 호흡을 하기 위하여 흉곽과 횡격막이 수축하고 팽창하는 압력으로 사랑의 에너지가 피부의 기공과 경혈로부터 빨려들어와 단전으로 들어간다.

따라서 숨을 멈추면 기 순환은 중단되고 생체전기의 생산도 중단된다. 기 순환이 멈춘 부위에는 활성산소가 생성된다. 사랑의 에너지

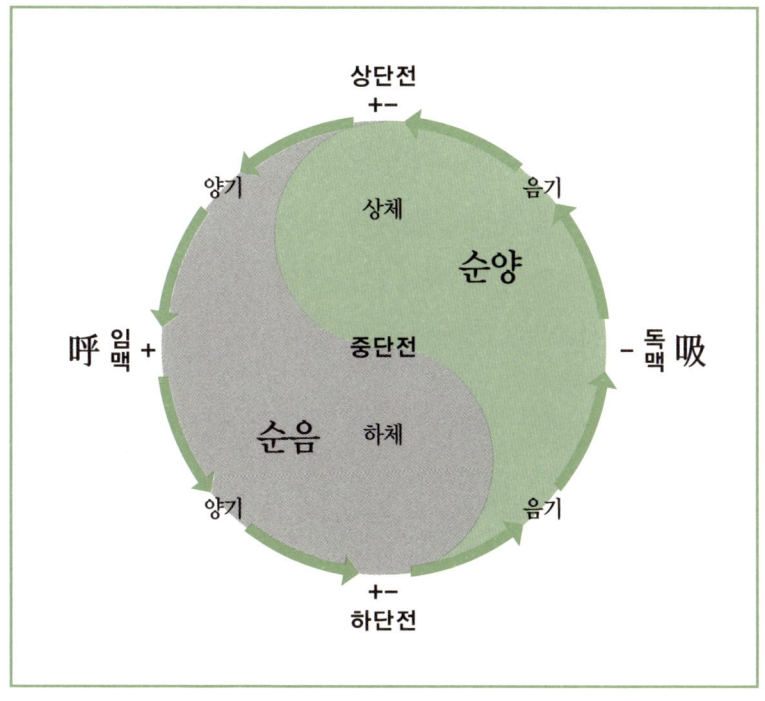

그림 8. 호흡과 단전과 기 순환

를 받지 못한 부위에 활성산소가 생성되는 것이다. 활성산소가 생성되면 뇌세포나 혈관을 이루는 내피세포를 죽이므로 세포도 죽어 노화와 질병의 원인이 된다.

단전호흡 방법과 원리

단전호흡은 단전의 기혈氣穴로 음기와 양기를 흡수하는 호흡이다. 단전의 중심에는 기가 들어가는 구멍이 있어 이를 기혈氣穴이라 한다. 상단전의 기혈로 음경락이 이어지고 하단전의 기혈로 양경락이 이어진다. 음기는 상단전으로 들어가 양기로 바뀌어 나오고, 양기는 하단전으로 들어가 음기로 바뀌어 나온다. 상단전은 음기를 빨아들여 양기로 바꾸어 밀어내고, 하단전은 양기를 빨아들여 음기로 바꾸어 밀어낸다. 심장이 혈액순환을 위한 순환펌프 역할을 하듯이 단전 역시 기를 빨아들이고 밀어내는 순환펌프 역할을 한다.

호식의 주기에 흉강을 이루는 근육과 횡격막의 근육이 수축하면 흉강이 수축되며, 복강으로 처져 있던 횡격막은 위로 빨려 올라가고, 배는 움푹 들어가며 복강안의 기운은 빨려 올라간다. 기운이 흐르는 경맥은 몸 속 깊지 않은 표면 가까이에 분포하므로 호식 주기에 복강 중심에서 기운이 빨려 올라가면 빨려 올라간 만큼 상단전을 나온 양기가 하단전으로 빨려 내려온다. 또한 양경락 영역에서 빨려 들어오는 음기는 상단전으로 들어가 양기로 바뀌어 임맥을 통하여 하단전으로 내려가면 생체전기가 된다. 음기는 언제나 호식 주기에 상단전의 중심인 기가 들어가는 구멍인 기혈氣穴로 들어가 양기로 바뀌어 하단전으로 내려온다.

흡식 주기에 흉강과 횡격막이 이완되면 흉강이 팽창하며, 위로 올라간 횡격막이 복강으로 밀려 내려오며 배는 불룩하게 나오고 기운도 밀려 내려온다. 따라서 하단전의 기운은 독맥을 통하여 상단전으로 밀려 올라간다. 흡식 주기에 음경락 영역에서 빨려 들어오는 양기는 음경락을 통하여 하단전으로 들어와 음기로 바뀌어 독맥을 통하여 상단전으로 밀려 올라간다.

양기는 언제나 흡식 주기에 하단전의 기혈로 들어와 음기로 바뀌어 상단전을 올라간다. 음기와 양기는 폐호흡의 주기와 일치하게 상단전과 하단전을 한 바퀴 돌아 음양이 뒤바뀌며 생체전기로 변한다. 결국 호흡이 기를 실어 나르는 나룻배 역할을 하므로 호흡이 멈추면 기 순환도 멈춘다.

평상시에는 언제나 단전호흡과 폐호흡의 주기가 일치한다. 체력의 생산 주기가 폐호흡의 주기와 일치한다는 의미이다. 따라서 단전호흡으로 생체전기를 생산하는 주기와 폐호흡의 주기가 일치하게 이루어지고 폐호흡을 서서히 고르게 깊게 할수록 생체전기의 생산 효과가 커진다.

또한 횡격막의 수축과 팽창으로 생기는 운동 폭은 폐호흡과 단전호흡의 깊이가 된다. 폐호흡을 천천히 고르게 깊게 할수록 횡격막의 운동 폭이 커진다. 호흡으로 복압의 생성이 증가할수록 단전호흡의 효과가 커진다. 이것이 단전호흡을 하는 방법이며 원리이다. 기 순환의 동력을 얻기 위한 횡격막의 역할이 그만큼 크다. 단전호흡을 횡격막 호흡이라고 말할 정도이다.

마음 수련

　단전호흡을 수련하려면 천성의 마음 상태가 되어야 효과가 나타나므로 마음의 수련이 전제되어야 한다. 인간이 창조주의 뜻에 일치하는 일을 하거나 일치하는 마음 상태가 될 때 영혼이 활동해 경락을 열어주어 사랑의 에너지를 받는다. 사랑의 에너지를 받아 상단전과 하단전을 한 바퀴 돌리면 생체전기가 되어 체력이 된다.
　단전호흡 수련을 처음 하더라도 요령을 알면 경락을 열 수 있다. 마음을 하단전에 머물게 하는 것이다. 마음을 하단전에서 떠나지 않게 하고 숨만 철저히 잘 쉬면 된다. 마음이 가는대로 기가 따라다니기 때문이다. 마음을 하단전에 머물게 하면 마음이 머문 하단전으로 기가 스스로 따라온다. 사랑의 에너지가 하단전의 중심인 기혈氣穴로 들어가 스스로 순환되어 발전기 내부를 돌면 생체전기가 된다. 참선이나 명상호흡이 효과를 보는 이유이다.
　그러나 실제로 수련을 해보면 이론대로 되지 않는다. 마음을 하단전에 고정해서 머물게 해야 된다는 생각은 바로 잊게 된다. 숨을 의도적으로 천천히 가늘고 길게 내쉬고 들이쉬려면 대뇌를 사용해야 한다. 대뇌가 작동되면 경락은 닫힌다. 그러나 뇌는 경락의 닫힘을 인식하지 못한다.

단전호흡을 수련할 때는 기 순환이 잘 될 수 있는 자세로 몸을 움직여가며 하는데 이를 행공行功이라 한다. 행공을 한다고 몸을 움직이려면 마음이 먼저 움직이려고 하는 곳으로 이동해야 한다. 마음이 하단전을 나온다는 의미이다. 마음이 하단전을 나오면 경락은 닫힌다. 단전호흡의 효과를 쉽게 보기 어려운 이유이다.
반드시 마음이 호흡에 실려야 한다. 호흡이 마음과 함께 기를 단전으로 실어 나르는 나룻배 역할을 하기 때문이다.

사랑의 에너지인 기는 마음을 따라가므로 마음이 머문 곳으로 기가 모인다. 마음을 하단전에 머물게 해야 마음이 머문 하단전으로 기가 모여 기혈氣穴로 들어가면 순환이 이루어져 체력이 생성된다. 우리 몸에서 하단전은 기 순환의 중심이다. 상단전에 마음이 머물면 마음이 머문 상단전으로 기가 모여 상기上氣되어 정체되고, 순환이 중단되므로 혈액순환도 정체되며 혈압이 오른다. 마음이 몸을 나가면 기와 정신도 따라 나가 정신 나간 사람이 된다. 마음이 몸을 나가면 기도 따라 나가므로 기 순환이 이루어지지 않는다. 우리는 한눈을 판다고 말한다. 마음과 정신이 되돌아와야 뇌의 의식 활동이 가능하며 기 순환도 가능해진다. 기는 마음과 함께 하단전으로 들어갈 수 있어야 순환이 이루어지므로 선도나 호흡을 수련하는 단체에서 하단전을 중히 여긴다.

　뇌가 작동해 의식 활동을 하는 뇌식腦識이 이루어지면 마음이 머릿속에 머물게 되므로 경락이 닫힌다. 가슴의 중단전도 마찬가지이다. 마음이 가슴에 머물면 심경락이 닫힌다. 언제나 상단전과 중단전을 비워 모두 하단전으로 모아야 한다. 마음을 비운다거나 가라앉힌다고 말한다.

　호식 주기에 음기가 들어오고 흡식 주기에 양기가 들어온다. '지기 감사' 하며 숨을 서서히 내쉬며 마음과 함께 기를 하단전으로 내리면 음기가 들어오고, '천기 감사' 하며 숨을 서서히 들이마시며 마음과 함께 기를 상단전으로 올리면 양기가 흡수되며 상단전과 하단전간의 기의 흡수와 순환은 저절로 이루어진다.

단전호흡과 수련 방법

　단전호흡을 수련하기 위한 호흡법은 50여 가지나 된다. 호흡 방법에 따라 기의 흡수와 복압의 생성 효과가 달라 방법이 다양하다. 일반적으로 호흡을 수련한다 함은 호지와 흡지의 시간을 연장하는 수련이다.

　호흡의 마지막 단계에 기의 흡수율이 커지는 시기를 흡지吸止와 호지呼止라 한다. 숨은 멈추지 않고 기가 지속해 들어오는 시기이다. 지식止息이 길어질수록 기의 흡수가 증가한다. 단전호흡을 수련할 때

호흡의 길이를 늘이는 요령이다. 이렇게 수련하는 단전호흡법을 국선도에서는 이단二段호흡법이라 한다.

다양한 호흡법 중 여기서는 복식호흡과 이단호흡법에 대해 알아본다.

복식호흡

호흡을 깊이 하려면 호식 주기에 아랫배를 움푹 들어가게 하고 흡식 주기에 불룩 나오게 해야 호흡도 순조롭게 지속되며 기의 흡수와 순환이 촉진된다. 동물들의 호흡하는 양상과 동일하며 이렇게 호흡하는 방법을 배를 이용해 숨을 쉰다 하여 복식腹式호흡이라고 한다.

인간도 태어날 때부터 복식호흡을 한다. 복압을 증가시키는 복식호흡을 함으로서 호식이 흉강을 압축하고, 횡격막을 위로 끌어 올려 공기를 폐 밖으로 밀어내고 혈액을 심장으로 끌어들이는 힘으로 작용한다.

복식호흡에 있어, 호식은 정맥혈 순환을 돕고 혈압과 기운을 내리는 역할을 한다. 흡식으로 흉강을 팽창시키고 횡격막을 아랫배로 밀어줌으로서 폐로 공기를 들어오게 하고, 심장에 압력을 주어 혈액이 심장에서 밀려나가는 힘으로 작용하여 호흡이 혈액순환을 위한 호흡펌프의 역할을 증대시킨다. 흡식은 동맥혈 순환을 돕고 혈압과 기운을 올리는 역할을 한다. 복압이 증가할수록 복강 내 장기의 혈액을 짜 올리는 역할을 하여 혈액순환을 도우므로 호흡펌프의 효과가 커진다. 호흡에 따른 복압의 형성이 달라지므로 단전호흡을 하는 방법도 다양해진다. 복압은 흡식을 할 때보다 호식을 할 때 효과적으로 생성된다. 호식이 흉강의 수축으로 이루어지기 때문이다.

이단호흡법

단전호흡을 수련한다고 바로 이단 호흡법으로 시작하는 것이 아니다. 수련의 경지가 상당히 진척되어야 가능한 호흡법이다. 보통 단전호흡 수련에선 호식과 흡식을 각각 5초씩 하여 10초 호흡을 한다. 정상 성인이 안정 시에 분당 12~24회 호흡을 하므로 단전호흡을 수련할 때는 호흡의 길이는 최소한 2~4배로 늘어난다.

이단 호흡법을 하려면 최소 호흡의 주기가 20초는 되어야 한다. 20초 호흡을 한다면 5초 내쉬[呼]고 5초 호지呼止하며, 5초 들이쉬[吸]고 5초 흡지吸止한다. 40초 호흡을 한다면 5초 내쉬고 15초 호지하고, 5초 들이쉬고 15초 흡지한다. 지식止息이 길어져 20초가 되면 그 시간 동안에 마음으로 전신으로 기를 한 바퀴 순환시키는 훈련을 한다. 따라서 경지에 오르는 단전호흡법으로 이단호흡을 제대로 하려면 50초 호흡이 가능해야 한다. 단전호흡을 수련하는 고수들은 호흡의 길이를 1분 이상을 한다.

호흡의 길이를 늘이는 것은 흡식보다 호식이 쉽고 유리하다. 호식은 흉강을 이루는 근육의 수축으로 이루어지므로 의도적으로 흉강을 서서히 수축하는 것이 가능하지만, 흡식은 근육의 이완으로 이루어지므로 이완을 서서히 조절하는 것은 쉽지 않다. 이완의 속도 조절이 어렵고 종결된 후에 폐식閉息으로 이어져도 인식할 수 없어 폐식이 지속되면 뇌졸중으로 이어진다. 실제로 무리하게 호흡을 늘리다가 뇌졸중으로 이어지는 경우는 가끔 나타난다.

폐식이란, 기운의 움직임이 없이 숨이 완전히 멈추는 현상을 말한다. 폐식이 되면 기 순환이 중단되므로 활성산소가 생성되어 중단된 부위의 뇌세포와 혈관을 이루는 내피세포가 죽는다. 현대의학은 폐식이 몇 분 이상 되면 죽는 뇌세포 수가 많아 기능회복이 되지 않는 것으로 생각한다. 그러나 현대의학이 생각하는 바와는 다르게 단전호흡이 이루어져 사랑의 에너지가 공급되면 산소가 공급되지 않아도 세포는 죽지 않는다. 사랑의 에너지로 세포의 생명 활동이 가능하기 때문이다. 산소는 모든 물질을 산화시켜 소모하게 하며 산소 자체로 생명 활동을 하는 것이 아니다. 생명 활동은 사랑의 에너지로 이루어지므로 산소가 공급되지 않아도 사랑의 에너지가 공급되면 죽지 않는다.

또한 흡식은 혈압을 올리는 역할을 하고 기운을 상단전으로 올리게 하므로 마음도 따라 올라가기가 쉬워진다. 흡식을 길게 하면 혈압도 올라간다. 흡식을 의도적으로 길게 하려면 반드시 대뇌를 작동시켜야 하므로 경락이 닫힌다. 또한 마음이 하단전을 나오면 경락이 닫힌다.

호식을 길게 하면 호흡과 함께 기와 마음도 함께 따라 내려가므로 경락이 닫히지 않는다. 알려진 바는 없지만 호식을 길게 유지하면 단전호흡이 심장의 박동 주기와 일치하게 이루어진다. 호식 위주의 호흡이 유리한 이유이다.

  호식 위주의 호흡은 석가모니에 의하여 알려져 왔다. 석가모니는 호식 위주의 호흡으로 깨달음을 얻었다. 붓다의 호흡법으로《대안반수의경大安般守意經》에 나와 있다.

  호식을 지속할 수 있는 시간으로 단전호흡의 급수를 정하는 단체도 있다. 호식을 5초할 때 5급으로 하여 5초 증가할 때마다 급수가 올라가 호식이 30초가 되면 초단이 되고, 60초를 넘어가면 8단이 된다. 실제로 호식이 지속되는 시간 동안은 단전호흡과 심장의 박동 주기가 일치하게 이루어져 생체전기의 생산이 극대화되므로 효과가 크게 나타난다.

  일반적으로 포유동물의 수명은 성장 기간의 5~7배라 하지만 분당 호흡수에 반비례하는 것으로 알려져 왔다. 호흡을 느리게 하는 거북은 인간보다 오래 산다. 호흡을 빠르게 할수록 수명이 짧다. 호흡은 생체전기를 생산하는 발전기의 회전수와 일치하므로 호흡을 빠르게 한다는 의미는 발전기의 회전수를 빠르게 한다는 의미이다. 회전수가 빨라지려면 모터의 크기가 작아져야 하므로 생체전기의 발전 용량도 그만큼 적다는 의미이므로 수명이 짧아진다. 심신 수련 차원에서 호흡 수련을 하게 되었지만, 경험에 의하여 호흡의 길이를 늘이게 된 것이다.

근육펌프와 호흡펌프

심장은 자체의 박동 능력만으로 혈액을 순환시키지 못한다. 온 몸에 혈액순환이 원활하게 이루어지려면 반드시 근육운동과 호흡운동의 도움을 받아야 한다. 심장의 박동 압력만으로 혈액 순환이 가능하다면 운동을 하지 않아도 된다.

근육운동이 혈액순환을 도울 때 근육펌프라 하고, 호흡운동이 혈액을 순환을 도울 때 호흡펌프라 한다. 심장은 근육펌프의 도움을 받기 위하여 심장 박동과 근육의 수축 운동 주기를 일치시킨다. 근육이 수축하면 혈액은 심장 쪽으로 흐르고 이완하면 심장과 멀어지게 흐르기 때문이다. 호식은 흉강을 수축하여 정맥혈 순환을 돕고 혈압을 내린다. 흡식은 흉강을 팽창시켜 동맥혈 순환을 돕고 혈압을 올림으로써 호흡펌프 역할을 한다. 호식을 짧고 강하게 하든가 길게 할수록 혈압은 내려가고 흡식을 길게 할수록 혈압은 올라간다.

현대의학이 크게 생각하지 않지만 호흡펌프는 근육펌프 역할보다 심장에 더 큰 영향을 준다. 단전호흡으로 생체전기를 생산하는 주기와 폐호흡의 주기가 일치하기 때문이다. 폐호흡과 단전호흡의 주기와 양상이 일치하므로 폐호흡과 몸의 운동 양상은 생체전기의 생산에 결정적 역할을 한다. 또한 호흡으로 생성되는 복압에 따라 생체전기가 생성되는 양상도 달라진다.

복식호흡을 하다가도 근심 걱정이 생기면 경락이 닫히므로 숨이 하단전으로 내려가지 못한다. 생각을 하며 의식이 있으면 경락이 닫힌다. 뇌가 의식 활동을 하면 경락이 닫힌다. 인성의 마음은 경락을 닫는다. 근심이나 걱정은 경락을 닫는다. 나이 들어가며 뇌의 활동이 많아지면서 생활이 복잡해지며 인성의 마음이 작동되는 기회가 많아지므로 경락이 자주 닫힌다. 뇌가 의식활동을 하여 뇌식이 이루어지면 경락이 닫힌다. 복식호흡이 가슴호흡인 흉식胸式호흡으로 바뀌는 이유이다. 흉식호흡을 전투 증후군이라 한다. 긴장하며 전투를 준비할 때 하는 호흡이기 때문이다. 경락이 닫히는 삶을 사는 호흡인 셈이다.

    나이 들어가며 호흡을 깊이하지 못하고 가슴으로 얕게 한다. 상단전을 나온 양기가 배꼽 수준에서 멈추어 흩어져 버리고 하단전으로 내려가기 어려워진다. 생체전기의 생성이 제대로 이루어지지 않아 노화를 초래한다. 흉식호흡을 하다가 점차로 기력이 떨어지면 호흡이 더 약하고 빨라져 목으로 올라간다. 목으로 숨을 쉬면 죽는다. 숨이 찰 때 숨이 목까지 차오른다고 말한다. 숨이 넘어간다고 말한다. 목으로 숨을 쉬면 죽게 되므로 목숨을 생명으로 생각하게 된 것이다.

제4장
필자가 경험한
단전호흡과 기 순환

1. 건강을 잃다
2. 끊임없는 몸의 변화
3. 도와 사랑의 에너지
4. 선도의 도통
5. 기식氣息과 태식胎息

건강을 잃다 1

　필자는 신장 172cm에 체중이 65kg 전후를 유지할 정도이다. 음陰 체질로 소화기관이 약한 편이며 50대 중반까지는 55~57kg를 유지하고 60kg를 넘지 못했다. 운동신경이 둔한 편이고 초중등 시절에 달리기를 하면 언제나 뒤쪽에 처졌다. 학창시절에 생활이 어려워 특정한 스포츠나 취미활동을 배우지 못하고 성장했다. 평생 골프를 배우지 못할 정도로 융통성이 적은 편이다. 30대에는 주말에 등산을 했고 40대 중반부터 집에서 러닝머신 등 운동기구를 차려 놓고 새벽운동을 하며 건강을 지속적으로 관리해왔다. 몸은 약한 편이었으나 약을 복용할 정도의 고혈압이나 만성질환은 모르고 살아왔고 생활에는 별로 불편이 없었다.

　그러던 중 2006년 2월초 새벽 영하의 날씨에 밖에서 몸을 풀기 위한 운동을 한 후 집안으로 들어와 걸려 넘어진 것도 아닌데 방바닥에 쓰러져 얼굴의 안와 부위에 복잡골절상을 당하는 중상을 입었다. 심혈관 상태가 정상이 아니었다는 의미이다. 복잡골절이라는 부상으로 출혈이 되는 덕분에 뇌졸중은 면하게 되었다. 봉사생활을 하기 위하여 개원 활동을 접으려는 시기였으므로 바로 하던 일을 접고 평소에 해오던 운동기구를 이용하는 운동은 모두 중단하고 단전호흡 수련에 전념했다. 평소에 단전호흡에 관하여 들어왔기 때문에 오래 전부터 수련을 벼르고 있었던 참이었다.

단전호흡 수련을 통해 단기간에 걸쳐 몸과 마음의 큰 변화를 겪었다. 현대의학으로 설명하기 어려운 여러 가지 생리적 경험이다. 동시에 건강의 회복 속도가 빨라졌다. 단전호흡에 대한 이론 공부도 시작했다. 이론과 경험이 더해지니 더욱 흥미가 생기고 연구도 깊어졌다. 마침내 이론대로 기의 순환 능력을 키우는 축기築基 과정을 거치며 실제로 임독자개任督自開가 이루어졌다.

끊임없는 몸의 변화 2

단전호흡과 임독자개

임독자개란 상단전과 하단전을 연결하는 경맥인 임맥과 독맥을 개통시켜 의도하지 않아도 기의 순환이 자동으로 스스로 이루어지는 현상을 말한다. 필자도 이를 경험했다. 축기가 이루어진 후, 임독자개 과정으로 들어갔으며, 실제로 임독자개 과정을 거치고 난 후에 현대의학으로는 상상도 할 수 없는 경험이 지속되고 있다.

단전호흡 수련을 하면 기의 순환 능력이 증가한다. 음기와 양기가 상단전과 하단전을 한 바퀴 순환하면 생체전기가 되는데, 이를 진기眞氣라 한다. 진기는 사용 가능한 양기라는 의미로 양화기陽火氣라고도 한다.

진기가 하단전을 나오면 순음진기가 되어 독맥을 통하여 상단전으로 올라간다. 순음진기는 상단전을 지나면 순양진기가 된다. 순양진기가 단시간에 하단전에 지속해 쌓이면 열감을 느끼게 된다.

단전호흡 수련의 경지가 깊어지면서 몇 시간 집중하다 보면 하단전에 열감을 느끼게 된다. 명상이나 참선을 할 때도 몇 시간 동안 하단전에 마음을 집중하면 기가 모이며 열감을 느끼게 된다. 열감을 느끼는 기는 선천기이다.

순양진기의 덩이의 열기로 막힌 경혈을 하나씩 뚫어 임맥과 독맥을 개통시키는 과정이 임독자개이다. 막힌 경맥이 개통되려면 순환되는 기의 수량이 충분해야 한다. 열기가 있는 뜨거운 기의 덩어리를 만들어야 개통이 가능하다. 막힌 경혈을 녹여서 뚫어야 하기 때문이다. 막힌 경혈을 뚫을 수 있는 몸의 상태를 만드는 과정을 축기築基라 한다. 호흡을 수련하는 단체에서는 단전호흡이 자동으로 스스로 이루어질 수 있는 몸 상태를 만드는 과정을, 기초를 쌓는다 하여 축기築基라 한다. 보통 사람도 100일 정도의 수련 과정을 거치면 축기가 이루어진다고 한다.

단전호흡과 기 순환은 생체전기인 체력을 생산하는 과정이다. 체력은 기를 순환시킬 수 있는 능력이다. 상단전과 하단전 사이를 음기와 양기가 순환하는 횟수와 수량이 많을수록 체력이 강해진다.

인간의 체력의 증가 속도가 가장 큰 나이는 16세이다. 체력은 30세를 정점으로 나이 들어가며 떨어진다. 나이 들어갈수록 순환되는 기의 수량이 감소함에 따라 몸의 바깥에 나와 있는, 고속도로 역할을 하는 임맥과 독맥은 순환 기능이 줄어들고, 경혈이 부분적으로 막혀

기를 저장하는 역할을 한다. 몇 개의 경혈이 막혀도 기 순환에는 지장이 없다. 몸속에서 주행하는 독맥의 주된 세 개의 가지는 막히지 않기 때문이다. 또한 임맥도 두 개의 가지를 가진다.

기경팔맥 중 충맥, 음유맥, 음교맥은 임맥을 돕고, 상단전을 나온 기를 아래로 하단전과 발까지 내린다. 양교맥과 양유맥은 독맥을 돕고, 하단전과 발에서 상단전으로 기를 올린다. 대맥은 하단전과 연결되며 허리 주위에서 상체와 하체의 기 순환의 균형을 맞춘다. 외곽에 나와 있는 임맥과 독맥의 경혈이 부분적으로 막혀도 기경팔맥이 요소요소에서 십이경맥과 이어지므로 기 순환에는 지장이 없다.

단전호흡과 기 순환이 폐호흡의 주기와 일치하여 이루어지고, 생체전기의 생성은 필요한 만큼만 이루어지므로 순환되는 기의 수량이 많지 않아 나이 들수록 임맥과 독맥은 외곽을 순환하는 고속 통로 역할을 하지 못한다. 한방에서 침을 놓을 수 있는 임맥과 독맥은 체표로 나와 있는 임맥과 독맥 중 하나의 가지에 불과하다.

하지만 임독자개가 되면 단전호흡과 기 순환이 언제나 심장의 박동 주기와 일치한다. 순환되는 기의 수량과 순환 횟수가 대폭 증가하므로 임맥과 독맥이 외곽 고속 통로 역할을 하게 된다.

임독자개는 단전을 단련하는 사람들의 간절한 소망이다. 그러나 막힌 경혈을 뚫을 수 있는 열기를 가진 순양 진기의 덩이를 만드는 것이 쉽지 않다. 더군다나 막힌 경혈은 저절로 뚫리지 않는다. 임맥과 독맥에는 잘 막히는 경혈이 각각 세 개 정도씩 된다. 하나씩 뚫어 나가야 하고 하나를 뚫고 나면 식어버리므로 다시 만들어 진행해야 한다. 뚫는 방법을 터득하는 것은 쉽지 않다. 그 중에서도 임맥과 독맥이 하단전과 통하는 경혈인 회음혈과 장강혈을 직접 연결하는 것이 가장 어렵다.

한의학에서는 단전의 개념이 없으므로 임맥의 회음혈은 독맥과 만나는 교회혈로 되어 있어 임맥과 독맥이 바로 연결된다. 그러나 임맥의 회음혈과 독맥의 장강혈 사이의 고속화 통로를 개통하는 것이 가장 어렵다. 회음혈의 앞쪽으로 성기가 지나고 뒤로는 항문이 지나기 때문이다. 기운이 성기나 항문으로 새어나가기 쉽고 통하기가 어려워 선도에서는 이곳을 하작교下鵲橋라 한다. 임맥과 독맥이 이어지는 입 부위는 상작교上鵲橋라 한다.

견우와 직녀가 만나려면 오작교烏鵲橋를 건너야 하듯이 임맥과 독맥을 개통시키려면 상작교와 하작교라 일컫는 부위를 건너가는 방법을 터득해야 한다. 그만큼 무사히 건너기가 어렵다는 의미이다.

입을 항상 벌리고 있으면 기 순환이 되지 않는다. 언제나 입을 다물어야 한다고 말하는 이유이다. 입은 항상 다물고 있어야 하며 입술이 건조하면 안 된다. 독맥을 통하여 넘어온 양기가 임맥을 통하여 하단전으로 내려갈 때 입을 건너가야 하기 때문이다.

임독자개를 시킬 때도 요령이 있다. 요령을 알아야 상작교와 하작교를 모두 무사히 건너게 된다. 특히 하작교를 건너는 것이 까다롭다. 단전호흡을 오래 수련한 고수들은 임독자개는 시키지 못해도 순양진기가 쌓여 덩어리를 만들면 하단전에서 선천기의 덩어리를 언제나 느끼게 된다.

상단전을 나온 순양진기는 하단전으로 들어가면 선천기가 되어 하단전에 저장되며 하단전을 벗어나지 못한다. 다만 생체전기가 모자랄 때 선천기를 생체전기로 바꾸면 하단전을 나가게 되어 소모된다. 진기는 생체전기이며 하단전을 나갈 수 있기 때문이다. 선천기의 소모는 수명의 단축을 의미한다. 단전호흡 수련을 지속하면 하단전에 선천기의 덩어리가 유지되며 극치의 건강을 유지할 수 있다. 수련을 오래 지속하는 사람들 중에 자주 볼 수 있는 현상이다.

실은, 생체전기인 진기가 순환되어도 기감을 느끼기는 어렵다. 진기는 예민한 사람들이 특정한 부위에서만 느낀다. 하단전에 마음을 집중하며 단전호흡을 장시간 하면 하단전에서 진기가 선천기로 강화되어 축적되면서 열감을 느끼게 되는데 그것이 진정한 기감이다.

진기가 하단전에 저장되려면 선천기로 변해야 한다. 선천기는 하단전을 나가지 못하지만 임독자개가 되면 기경팔맥으로 나갈 수 있다. 그 때에는 독맥과 임맥에서도 기감을 느끼게 된다. 임독자개 과정이 중요한 이유이다. 임독자개가 되면 폐호흡의 주기와 일치하던 단전호흡의 주기가 언제나 심장의 박동 주기와 일치해지므로 기의 순환 능력이 대폭 증가한다. 생체전기의 생산 또한 4~5배로 이루어지므로 의학적 의미가 대단히 크다.

체력의 생산은 언제나 필요한 만큼만 이루어지나 임독자개가 되면 생산량이 소모량을 월등히 초과하므로 지속적으로 체력이 증가한다. 선천기의 순환이 가능해지므로 경맥도 강화되며, 기의 순환과 저장 능력을 무한하게 키울 수 있다.

기 순환 능력이 지속적으로 증가하여 단계를 지나면 삼단전이 통합되어 온 몸이 하나의 단전이 되므로 하단전에만 저장되던 선천기를 통합된 단전으로 채울 수 있어 기 순환 능력도 무한히 커진다. 단번에 커지는 것이 아니라 수련이 진전되면서 몇 단계를 거치며 몇 년에 걸쳐 서서히 증가한다. 물론 자동으로 이루어지는 것이 아니다. 지속적으로 정성을 들이며 노력하는 정진精進이 있어야 한다.

단전호흡을 수련하면서 수련이 진전되면 기를 순환시키는 훈련을 한다. 독맥과 임맥으로 기를 순환시키는데 의념意念으로 돌린다 해서 의념수련이다. 기는 마음을 따라가므로 마음을 독맥과 임맥을 따라 함께 돌리면 기는 마음을 따라 돌아간다. 임맥과 독맥으로 돌리는 것을 소주천小周天이라 하고 사지를 순환시킴으로써 온 몸을 순환시킬 때 대주천大周天이라 한다. 마음으로 돌리지 않으면 돌아가지 않는다.

이러한 방법으로 임맥과 독맥으로 기를 순환시키는 훈련을 한다. 반복하여 의념으로 돌리다 보면 실제로 돌아가는 것 같아 기감이라 하지만 실질적인 기 순환이 아니다. 임맥과 독맥으로 기가 순환되는 현상을 임독유통任督流通이라 한다. 임독자개가 되어 기경팔맥으로 선천기가 순환될 때 실질적인 기 순환이며 기감을 느끼게 된다.

임독자개를 이루는 과정은 단전을 단련하여 득도하려는 사람들의 꿈이다. 임독자개를 이루는 방법은 천기를 누설한다 하여 은유적인 표현으로 기록해 놓고 특정인에게만 전수되어 왔다. 근본적으로, 단전호흡의 원리가 알려진 바 없고 기 순환을 느낄 수 있는 시기나 양상이 다르므로 느낌을 정확하게 표현하기 어렵다. 기감을 느낄 수 있는 기도 선천기라는 사실은 알려진 바 없다. 임독자개 과정의 증상도 사람마다 다르므로 실상대로 기록하기 어렵다.

독맥과 임맥의 막힌 경혈의 상태도 사람마다 다르다. 기가 순환되는 느낌이 단계마다 다르고 마음먹기에 따라 다르다. 또한 느낌이나 감정을 정확하게 표현하거나 기록하기 어렵다. 설사 기록을 한다 해도 기록대로 실행에 옮기기도 어렵고 목표 달성은 더욱 어렵다. 많은 경험담이 기록으로 남아 있지만 보통 사람은 이해하기조차 어렵다.

하단전에서 느껴지는 선천기를 금단金丹이라 했다. 기가 순환되며 순환되는 강도에 따라 파동이 달라지고 파동에 따르는 색깔을, 사람에 따라서 다르기는 하지만, 인식하는 사람이 있어 알게 된 것이다. 단전에 단을 만드는 방법을 몸이 스스로 만들게 하면 내단內丹, 외부에서 약물의 도움을 받으면 외단外丹이라 했다. 이에 천연두를 발견한 의학자이며, 도가道家사상에 정통하여 불로장생의 비법을 쓴 갈홍葛洪은 《포박자抱朴子》라는 책에서 연금술을 이용한 금단의 제조법을 상세하게 적었다. 역사적으로 오랜 기간 동안 왕들을 포함해 많은 사람이 장수하려고 먹은 보약에 포함된 수은 중독으로 희생되었지만 말이다.

호흡 패턴의 변화

수련의 진전에 따라 생리적 변화가 크게 나타나며 호흡의 패턴이 달라졌다. 임독자개 후, 단전호흡을 위주로 하는 기식氣息이 이루어지면서 평소에도 심장의 박동과 단전호흡의 주기가 일치하고 있다. 호식 위주의 호흡이 이루어지고 체력의 생산 주기가 심장의 박동 주기와 일치하게 된 것이다.

폐호흡은 인식되지 않지만 흡식과 호식은 필요한 만큼 스스로 이루어진다. 잠을 잘 때는 기식을 하지 않고 폐호흡을 하지만, 잠에서 깨어 의식이 있으면 언제나 심장의 박동과 단전호흡의 주기가 자동으로 일치한다. 가파른 언덕을 오를 때는 흡식과 호식의 패턴이 되살아나 폐호흡으로 되돌아온 것을 인식하지만, 운동을 중단하면 언제나 기식氣息으로 되돌아온다. 단전호흡의 경지가 깊어질수록 폐호흡의 비율이 적어짐을 느낀다. 삼단전이 통합된 이후에는 주기적인 폐호흡의 형태는 느끼기 어렵게 되었다.

기식이 지속되면서 순환되는 선천기의 수량이 증가하며 몸이 정화되었다. 몸이 정화될수록 폐호흡의 비율은 점차 줄어들고 단전호흡의 비율이 늘어나고 있다. 단전이 기를 빨아들이고 순환시키는 페이스메이커의 기능이 더욱 강력해지고 있다. 주기적으로 소용돌이처럼 일어나던 기의 흐름이 물 흐르듯 연속되다가, 급기야 무호흡 단계로 넘어가면서 상당 시간 의도적으로 폐호흡을 하지 않는 것이 가능해지고 있다. 흡식을 하는 횟수 또한 점차로 줄어들었다. 잠자는 시간이 점차로 단축되며 잠을 자더라도 단전호흡을 지속하는 시간이 길어졌다. 단전호흡이 주가 되는 현상인 진정한 기식氣息이 가능해진 것이다.

기식을 하면서 호흡의 주기와 일치하게 생성되던 생체전기의 생산 주기가 평소에도 심장의 박동 주기와 일치하여 생산되고 있다.

의학적 의미는 대단히 크다. 응급 상황이 아닌 평상시에 기식이 이루어져 생체전기의 생산량이 소모량을 월등히 초과하므로 체력의 증가를 느낄 정도이다. 필자는 수련을 지속하면서 10일 정도마다 차이를 느꼈다. 하지 못하던 운동 동작이 가능해지고 지속 시간을 늘릴 수 있으면서 알게 되었다.

기 순환 능력이 지속적으로 증가하였으므로 체력이 증가하고 기가 순환되는 경락의 형태도 달라졌다. 더욱 중요한 사실은 경락이 닫히지 않아 기 순환이 유지되면서, 피로 현상이 별로 나타나지 않고 활성산소가 생성되지 못하며, 극치의 건강을 유지하고 있다는 사실이다. 감기에 걸려도 열이 나거나 통증이 오지 않고 국소적 증상으로 끝난다.

몸에서 일어나는 생리적인 변화는 훈련한다고 근본적으로 다른 특이 현상이 생겨나는 것이 아니다. 누구에게나 생길 수 있는 현상이 나타난다. 필자의 경우에는 흡식과 호식을 의도적으로 서서히 하는 방법으로 단전호흡을 하는 중, 임독자개가 되면서 단전호흡이 자동적으로 이루어지며 단전호흡의 주기가 심장의 박동 주기와 일치하였다. 거의 1분당 한 번 정도 의도적으로 하던 호흡이 분당 60~70회 정도의 호식으로 대체되었으니 신비할 따름이다.

   심장의 박동 주기에 맞춰 단전호흡이 이루어지지만 신경을 쓰지 않으면 호식이 이루어지는지도 모르고 하단전에서 기 순환을 느낄 뿐이다. 더군다나 잠을 자는 시간 이외에는 의도하지 않아도 지속적으로 심장의 박동 주기에 맞춰 단전호흡과 기 순환이 자동으로 이루어지는 게 아닌가. 호식은 지속되는 느낌이나 흡식은 느껴지지 않고 스스로 이루어졌다. 또한, 피부를 통해 기가 빨려들어 오고 몸에서 기가 순환되는 현상을 느낀다. 체력이 지속적으로 증가하며 하지 못하던 행위가 가능해졌다.

   의도하지 않아도 평소에 호흡과 심장의 박동 주기가 지속해서 일치되는 현상은 현대의학으로 해석하기 어려운 부분이다. 임독자개라는 과정을 거친 후에 주기적인 폐호흡 패턴이 없어진 것은 경이로운 현상이 아닐 수 없다. 또한 숨을 멈추면 기 순환을 오히려 잘 느끼게 된 것은 기 순환이 폐호흡이 이루어지는 원리와 다르게 이루어짐을 의미한다.

체력 생성의 극대화

   기가 순환되는 횟수와 수량이 증가함에 따라 체력의 증강을 경험함으로서 체력에 대한 의학적 의미에 문제가 있음을 알게 되었다. 단전호흡과 기 순환이 체력의 원천인 생체전기를 생산하는 과정임을 확신하고, 경락의 여닫힘을 알게 되었고, 이 모든 것을 창조주의 활동으로 이해하자 인간의 삶에 대한 의문이 풀리게 되었다. 또한 기의 순환 양상이 인간의 뇌와 심장의 기능과 희로애락과 생로병사의 현상을 좌우함을 알게 되었다.

또한 폐호흡의 주기와 일치하던 체력의 생산 주기가 심장의 박동 주기와 일치해지는 현상이 체력 생산이 극대화되는 현상임을 알게 되었다. 폐호흡과 단전호흡이 이루어지는 기전이 근본적으로 다르다는 의미였다. 누구나 위기 상황을 맞으면 폐호흡 주기와 일치하던 단전호흡의 주기는 심장 박동 주기와 일치하게 된다. 그러나 수련에 의해서도 달라질 수 있다는 의미이다. 현대의학으로는 상상도 하기 어려운 부분이다.

단전호흡을 위주로 하는 호흡을 기식氣息이라 한다. 숨을 멈추면 오히려 기가 지속해 빨려 들어오고 순환됨을 느낀다. 단전호흡이 스스로 이루어지므로 숨을 멈추면 기 순환을 더욱 확실하게 느끼게 된다. 단전호흡과 폐호흡이 전혀 별개의 과정이라는 의미이다.

임독자개가 되면서 단전호흡이 자동으로 이루어지며 기의 순환 능력이 증가함에 따라 하단전의 기능이 점차로 확실하게 인식되었다. 피부의 기공과 경혈로부터 사랑의 에너지가 빨려 들어옴을 느끼게 되었다. 심장이 혈액을 순환시키는 펌프 역할을 하듯이 하단전이 기를 빨아들이고 밀어내는 펌프 역할을 함으로써 느끼는 현상이다. 심장의 페이스메이커와 주기가 일치하며 하단전의 것이 더 강력하게 느껴졌다. 특이한 점은 체력이 늘어날수록 단전의 페이스메이커의 파워가 커진다는 것이다.

임독자개가 되면 의도적으로 단전호흡을 시도하지 않아도 평소에 언제나 심장의 박동 주기와 일치하게 단전호흡과 기 순환이 스스로 이루어진다. 기의 순환 능력이 극대화되는 현상으로 생체전기의 생성이 4~5배로 이루어진다. 체력의 생성이 그만큼 증가한다는 의미이다. 폐호흡은 분당 12~24회 이루어지고 심장 박동은 분당 60~100회 이루어지기 때문이다.

폐호흡의 주기와 일치해 생성되던 생체전기가 심장의 박동 주기와 일치하면서 체력의 생산이 극대화된다. 체력의 생산 주기가 심장의 박동 주기와 일치하게 이루어지므로 순환되는 기의 양도 그만큼 증가한다.

경락이 열린다 해도 체력의 생성은 언제나 필요한 만큼만 생성되는데, 평상시에도 단전호흡의 주기가 심장의 박동 주기와 일치해지면 체력의 생산량이 소모량을 월등히 초과하므로 체력의 증강을 느낄 수 있을 정도가 된다. 체력 증강은 열흘 정도의 간격으로 현저히 개선됨을 느끼고 있다.

단전의 페이스메이커

심장의 박동을 주도하는 페이스메이커가 있듯이 단전에도 페이스메이커가 작동된다. 심장의 페이스메이커는 느껴지지 않지만 단전의 것은 훨씬 강력하며 느껴진다. 근육의 수축 주기와 단전의 페이스메이커의 주기가 일치하므로 심장 박동과 단전호흡의 주기가 일치함을 알게 된다. 단전은 기억력이 있어 전날 단전에서 느껴지는 페이스메이커의 강도를 다음날 수련 과정에서 그대로 느끼게 된다. 선천기로 변하여 체력으로 저장되기 때문이다.

임독자개로 하단전에 저장되던 선천기의 순환이 가능해지므로 순환되는 수량이 증가할수록 독맥과 임맥이 보강되며 확장된다. 기가 순환되며 느껴지는 양상이 가스 상태에서 점차로 점도가 증가하는 액체 상태로 변해간다. 삼단전이 통합되면서 이마를 포함하는 머리의 앞부분에서 기가 빨려들어오고 밀려내려가는 양상이 소용돌이를 이룬다. 이러한 현상은 심장이 박동하는 양상과 동일하게 느껴진다. 운동 주기와 일치하므로 언제나 느끼게 된다. 기가 순환되는 현상뿐 아니라 강도와 주기도 느끼게 되어 심장이 상단전으로 옮겨온 것이라는 착각을 일으키게 할 정도이다.

단전의 페이스메이커는 마음으로 이동이 가능하다. 또한 체력이 증가함에 따라 단전의 페이스메이커의 강도는 지속적으로 증가한다. 이로 미루어보건대 심장의 페이스메이커의 작동 양상은 단전이 스스로 만드는 생체전기를 생산하는 양상을 그대로 나타내는 것이라 짐작된다.

삼단전의 통합

단전호흡이 자동으로 이루어지면 순환되는 기의 수량과 순환 횟수가 대폭 증가하므로 경락도 따라서 커지고 발달하게 된다. 기의 순환 주기가 호흡의 주기에서 심장의 박동 주기와 일치하게 되므로 수련의 경지가 깊어질수록 순환되는 기의 수량은 증가한다.

임독자개를 이루기 위하여 독맥으로 열기 있는 기의 덩어리를 처음 순환시킬 때는 기감을 느낀다. 막혀 있는 독맥의 경혈을 뚫어 개통할 때는 중추신경이 엄청난 경련 현상을 겪는다. 임맥을 개통시킬 때는 경련 현상이 일어나지 않는다. 임독자개가 완성되고 독맥과 임맥으로 선천기의 순환이 이루어지면 기감을 느끼는 것은 상단전과 임맥과 하단전이다. 하단전이 기를 빨아들이고 순환시키는 주기가 심장의 박동 주기와 일치함을 느끼게 된다. 근육의 수축 주기와 하단전의 페이스메이커의 주기가 일치하므로 알게 된다.

독맥에서는 기감을 느끼지 못한다. 인간의 인식 능력은 음성의 물질만 가능하기 때문이다. 독맥을 통하는 순음진기는 실질적으로 순양이며 임맥을 통하는 순양진기는 실질적으로 순음이다. 따라서 기가 흐르는 기감은 순음인 순양진기가 흐르는 부위에서만 느껴진다.

경락이 강화되는 과정은 누에가 실을 뽑아 누에고치를 짓는 현상과 같다. 선천기가 한 번 주천될 때마다 경락이 한 올 한 올 쌓여 온몸을 누에고치와 같은 탄력이 있는 단전주머니로 만든다. 몸이 정화될수록 단전주머니는 커진다. 몸보다도 크기가 커지기도 한다. 몇 년에 걸쳐 정진해야 이루어지며 수련의 깊이에 따라 각각 다르게 나타난다.

  십이경맥에 선천기가 통하면 강화되어 기경팔맥의 모습이 되고, 결국 상하로 주행하는 큰 줄기인 경맥뿐 아니라 락맥과 십이피부에까지 선천기가 통하게 되면 삼단전의 통합이 완성된다. 삼단전의 통합은 십이경맥이 보강되어 기경팔맥의 모습이 되고 십이피부까지 선천기를 통하게 되어 기경팔맥과 통합되는 현상이다. 온몸 전체가 하나의 단전으로 통합되므로 단전의 페이스메이커는 상단전 부위가 되어 심장이 상단전으로 옮겨온 것으로 착각을 할 정도로 느껴진다.

  임독자개가 되면 심장의 박동과 단전호흡의 주기가 일치되므로 호식 위주의 호흡을 하게 된다. 흡식을 하면 심장의 박동과 일치시킬 수 없기 때문이다. 호식을 하면 수삼양경과 족삼양경을 통하여 음기가 상단전으로 들어온다. 하단전을 나온 음기는 독맥으로 올라가므로 주행 속도가 수삼양경이나 족삼양경보다 빠르다. 쓰고 남는 진기는 양유맥과 양교맥을 통하여 상단전으로 들어온다. 수삼양경과 족삼양경은 길이가 서로 다르고 흡수되는 음기의 수량도 다르다. 수삼양경으로 30%, 족삼양경으로 70%가 흡수된다.

  경락을 통하여 상단전으로 들어올 때 양상이 달라지며 약간의 시차가 생긴다. 중앙 부위가 먼저 들어오고 좌우 번갈아 상단전으로 들어오므로 기의 순환 양상이 심장의 박동 양상과 일치하게 된다. 흡식을 하지 않고 호식 위주의 호흡을 하게 되므로 상단전이 활성화되고 개발되며 하단전이 상단전으로 통합된다. 온 몸이 하나의 단전 주머

니가 되는 셈이다. 호식을 하면 흉강이 수축되지만 지속해서 수축 상태를 유지하기 어려우므로 호식과 호식 중간에 흡식이 필요한 만큼 스스로 이루어진다. 단전호흡과 기 순환은 전기용 엔진의 가동이므로 가동이 증가할수록 폐호흡의 비율은 적어진다.

통합된 단전의 모습은 기가 새어나가지 않는 탄력이 있는 주머니 모양이다. 하지만 피부의 기공과 경혈과 통해 있어 기를 빨아들이고 순환시킨다. 심장이 페이스메이커가 전기 신호를 보내 박동을 유지하듯이 단전은 스스로 페이스메이커를 작동시켜 기를 빨아들이고 밀어낸다. 언제나 심장의 박동 주기와 일치해 기 순환이 이루어진다. 숨을 의도적으로 멈추면 기가 빨려들어오고 순환되는 현상을 더 잘 느끼게 된다. 숨을 쉬면 기 순환을 느끼지 못하게 된다.
기를 빨아들이고 순환시키는 모습이 우주 태풍의 소용돌이 모습이다. 태풍의 중심이 단전이며 온 몸의 피부를 통해 단전으로 사랑의 에너지가 한없이 빨려들어오며 순환된다. 우주에서 블랙홀로 빨려들어가며 소용돌이를 유지하는 모습이다. 단전이 스스로 기를 빨아들이는 파워가 지속적으로 증가하는 현상은 체력의 증강으로 나타난다.

삼단전이 통합되면 수삼양경과 족삼양경이 상단전으로 들어가는 6개의 경혈이 통합되며 인당이 개발된다. 얼굴의 양미간 중앙 부위를 인당印堂이라 한다.
보통 사람도 누구나 인당에 마음을 집중하면 강력한 기를 발산한다고 한다. 상단전의 중심으로 기가 들어가는 구멍인 기혈氣穴이 외부와 통하는 길이 인당이기 때문이다. 우리는 정신을 차리지 못하면 혼낸다든가 혼 구멍날 줄 알라고 말하며 윽박지르는 광경을 본다. 혼낸다는 말은 영혼을 나가게 한다는 의미이므로 죽을 줄 알라는 의미이다. 실제로 임사臨死 체험을 한 사람들은 인당으로 영혼이 빠져나가는 것을 경험한다고 한다. 영사靈絲로 연결되어 인당으로 나왔다가 다시 들어온다고 한다. 인당을 혼구멍이라고 말한다.

얼굴은 얼魂이 드나드는 굴窟이라는 의미라 한다. 얼은 혼이므로 사람의 몸으로 영혼이 드나드는 굴이 인당이다. 인당이 상단전으로 들어가는 통합된 경혈이 되는 이유이다. 보통 사람도 영혼은 상단전에 머문다.

인당은 독맥의 주행선상에 위치하지만 경혈이 아니다. 원래부터 상단전으로 기가 들어가는 구멍인 기혈로 통하므로 누구에게나 의미가 있다. 명상이나 참선에서도 인당을 중히 여긴다. 상단전의 중심에 기가 들어가는 구멍인 기혈이 외부와 통하는 부위가 인당이기 때문이다.

음기인 수기는 6개의 양경맥인 수삼양경과 족삼양경을 통하여 상단전으로 들어간다. 상단전으로 들어가는 경혈도 6개이며 좌우 대칭으로 들어가므로 12개이다. 이마와 관자놀이, 눈 밑까지 이마 주위를 돌아가며 넓게 분포한다. 양 눈 사이로 양교맥이 상단전으로 들어가고 음유맥이 나온다. 양유맥은 이마 위 구석으로 들어간다.

삼단전이 통합되면서 상단전으로 들어가던 수삼양경과 족삼양경에도 순환되는 기의 수량이 대폭 증가하므로 수삼양경과 족삼양경이 가강화되어 기경팔맥의 모습이 된다. 상단전으로 들어가는 경혈도 강화되며 통합된다. 12개 경혈의 중심 부위가 인당이 되므로 인당이 개발되며 통합된다. 기의 순환이 크게 늘면 기존 이마 주위에 분포하던 12개의 경혈이 통합되어 깔때기 모양의 거대한 인당으로 개발된다. 독맥과 양유맥, 양교맥으로부터 다량의 기가 상단전으로 먼저 들어오고, 좌우 양측에서 수삼양경과 족삼양경으로부터 들어오는 양상이 심장의 박동 양상과 동일한 양태로 이루어지므로 통합되어 개발된 인당으로 심장이 옮겨온 것으로 착각할 정도로 느끼게 된다.

온 몸이 기로 채워지면 흘러넘쳐 개발된 인당 부위에 소용돌이를 이룬다. 소용돌이의 모습이 심장의 박동 양상과 동일하다. 단전과 심장을 작동시키는 페이스메이커의 주기가 일치하여 나타나는 현상이다. 다량의 선천기가 통행하므로 상단전에서 하단전으로 내려가는 경맥도 확장되고 통합된다. 임맥과 충맥이 먼저 통합되어 선도에서는 중맥中脈이라 하며 후에는 음유맥, 음교맥이 마저 통합된다.

연신환허 과정에 들어가면 인당을 중심으로 한 거대한 경혈 내에서만 소용돌이를 이루는 기 순환을 느끼고 중맥이 개발됨에 따라 몸통과 사지에서는 느끼지 못하게 된다. 이마를 중심으로 시작된 소용돌이는 점차로 커져 머리 위를 거쳐 머리 전체로 퍼진다. 결국 상단전의 크기가 머리통 전체로 커진다. 머리털이 존재하는 경계를 따라 머리 전체가 기의 소용돌이를 이루며 중맥은 그 한가운데가 되어 기를 빨아들인다. 기존의 주기적인 폐호흡의 형태는 더 이상 존재하지 않는 상태가 되며 산소의 흡수량이 대폭 감소한다. 연신환허 과정이 종료되어 감을 의미한다.

이 시기에는 20분이든 30분이든 마음만 먹으면 숨을 멈추고 기 순환을 시킬 수 있다. 폐호흡을 그만큼 하지 않아도 된다는 의미이다. 연허합도 과정에 진입함을 의미한다. 온 몸 전체가 기의 소용돌이 속에 포함되며 온 몸의 기 순환 모습이 심장의 모습이 될 때 합도合道에 이른다. 합도에 이르면 기 순환 현상을 느끼지 못하게 된다. 숨을 쉬지 않고 멈추고 있다고 생각하면 바로 순환 현상을 느끼게 된다.

합도合道란 사랑의 에너지가 다니는 길이 모두 합쳐져 하나로 통합된다는 의미이다. 상행선은 상행선끼리 하행선은 하행선끼리 통합된다. 몸의 전면을 운행하는 하행선인 임맥, 충맥, 음유맥, 음교맥이 모두 확장되고 통합되어 하나가 된다. 몸의 뒷면을 운행하는 상행선인 독맥과 양유맥, 양교맥도 확장되고 통합되어 하나가 된다. 심장이 혈액을 빨아들이고 밀어내듯이 단전은 스스로 기를 빨아들이며 빨아들이는 모습이 심장의 박동 모습과 같다. 경락이 마치 컨베이어 벨트가 돌아가는 모습으로 느껴진다. 개발된 인당의 중심에서 지속적으로 컨베이어 벨트를 끌어당기는 모습으로 나타난다.

체력이 증강됨에 따라 단전이 기를 빨아들이는 파워도 지속적으로 증가한다. 심장의 박동 모습을 말로서 표현하기 어렵듯이 통합된 단전의 작동 모습은 말로 표현하기 어렵고 현대의학으로 해석될 수 있는 현상도 아니다. 현대의학이 상상할 수도 없는 현상이며 심장의 페이스메이커는 단전이 생체전기를 생산하는 양상을 그대로 나타내는 것으로 생각된다.

보통 사람은 순환되는 기의 수량이 많지 않아 하단전의 페이스메이커의 작동을 느끼지 못한다. 기 순환이 혈액순환보다 상위의 순환 체계이므로 심장의 페이스메이커를 조절하는 주체가 단전의 페이스메이커라고 생각된다.

심장은 생체전기를 생산하거나 저장하지 못하며, 단전은 생산과 저장이 가능하므로 생산과 소비를 조절하는 것도 단전인 것이다. 단전이 공급하는 생체전력의 강약에 따라 심장의 페이스메이커가 작동되어 나타나는 현상이 혈압과 맥박으로 나타난다.

실제로 심장의 박동 능력이 체력이다. 체력은 단전이 기를 순환시킬 수 있는 능력이므로 단전이 생체전기를 생산하는 주기와 양상에 따라 심장의 페이스메이커가 작동되어 생체전기의 공급을 조절한다. 따라서 심장질환의 치료나 심장의 단련을 위한 근본적인 방법이 단전호흡 수련이 된다. 누구나 쉽게 배우고 실행에 옮길 수 있는 '호흡! 기 순환 운동법'을 따르면 더욱 효과적인 방법이 될 것이다.

온 몸의 근육과 심장이 수축하는 주기를 일치시키고 여기에 호식을 강하게 하여 흉강을 압축함으로써 호흡펌프 효과를 추가할 수 있다. 여기에 기와 혈의 흐름을 일치시키도록 운동을 하면 심장의 부담을 경감시키고 심장의 단련 효과를 높일 수 있다. 호식과 근육이 수축하는 주기와 양상을 조절함으로써 심장 박동 주기와 양상을 조절할 수 있어 의도하는 대로 심장을 단련할 수 있다. 모든 심장질환이 호전되는 것으로 생각될 정도로 심장의 단련 효과가 크게 나타난다.

심장은 체력이 허용하는 범위의 하중을 견디며 혈액을 순환시킨다. 힘이 든다는 의미는 체력이 부족하다는 의미이지만 심장이 혈액을 순환시키는 데 부담이 된다는 뜻이기도 하다. 단전호흡 수련으로 생체전기의 생산량을 증가시키면 심장의 기능은 개선될 수 있다. 심장질환이 있는 사람들과 운동을 하면서 실제로 개선되는 효과를 실감할 수 있었다.

3 도와 사랑의 에너지

도道란 우주 만물의 생성 원리이며 자연법칙이다. 도에도 리理가 있어 도리道理이다. 도리는 사람이 마땅히 행하여야 할 바른 길이며 사물의 생성과 소멸에 대한 이치이기도 하다. 도통道通 하면 우주의 생성 원리인 자연법칙, 사랑의 법칙, 인과법칙을 알게 되는 깨달음을 얻는다. 따라서 도란 사랑의 에너지의 운행 원리이며 사랑의 에너지가 운행되는 길이다. 한 번 음이 되고 한 번 양이 되는 이치가 된다.

우리 몸에서 사랑의 에너지가 다니는 길이 도道이며 도가 트인다는 말은 경락이 스스로 열려 사랑의 에너지를 마음대로 운용할 수 있게 된다는 말이다. 도를 통하려면 경락이 열려 사랑의 에너지가 들어와야 한다. 양기의 순도가 높아지려면 그만큼 사랑의 실적이 있어야 한다. 산속에 들어가 홀로 도를 닦는다고 이루어지는 것이 아니다.

사랑의 실적은 되돌려 받는 사랑의 에너지로 이루어지므로 되돌려 받는 사랑의 에너지에 상응하는 깨달음을 얻고 도를 통하게 된다. 도를 통하는 과정은 정精·기氣·신神을 연마하여 몸과 마음과 정신을 단련하여 일체가 되는 현상이며, 깨달음을 얻어 참 나를 알게 되는 과정이다. 이는 인성의 마음을 단련하여 천성의 마음을 알게 되는 정도이다. 불교에서는 진아眞我 '참 나'라 한다. 진생眞生은 참 나의 마음으로 살아가는 삶이다.

창조주는 정·기·신이 일치한다. 순수하므로 몸과 마음과 정신이 일치한다. 정·기·신을 일치시키는 수련을 하면 일치하는 정도에 따라 깨달음이 오고 창조주를 조금씩 알게 된다. 학문에 깊이가 있듯이 깨달음에도 깊이가 있어 끝이 없다. 진정한 깨달음이란 창조주가 사랑의 에너지를 운행하는 원리를 알게 되는 것이다.

정·기·신은 별개가 아니라 상호 변환할 수 있는 창조주의 사랑의 에너지인 기가 변형된 형태이다. 도를 닦는 과정에서 나타나는 각 단계는 기 순환 능력이 지속해 증가하며 나타나는 현상이다. 단전에서 스스로 작동되는 페이스메이커의 강도가 지속적으로 강해지는 과정이다. 기 순환 능력이 지속적으로 증강되는 현상이나 몸에 나타나는 증상이 단계별로 분명히 다르게 나타난다. 삼단전의 통합처럼 한 단계가 완성돼야 다음 단계로 넘어가기 때문이다.

단전을 단련하는 과정을 연단煉丹이라 하는데, 이는 단전에 정신과 마음을 집중하여 심신을 수련하는 일이나 쇠붙이를 불에 달구어 정련精鍊하듯 한다 하여 연자煉字를 쓴다. 각 단계마다 열기가 있는 기를 만들어 막힌 경락을 녹여서 뚫거나 확장해야 하기 때문이다. 경락이 확장 개통되어야 하므로 열기 있는 기의 덩어리를 만들어야 하고, 반드시 순서가 있고 열리는 단계를 거치게 된다.

선도에서는 열기를 갖는 기를 만드는 과정을 온양溫養이라 한다. 장시간 기를 순환시키면 순환되는 순양진기의 수량이 증가하여 열이 나므로 온양이라는 표현을 한 것이다. 순환되는 기의 수량이 많더라도 심장박동 주기와 일치하게 상단전과 하단전 사이를 한 바퀴 돌아야 하므로 순환되는 기의 수량이 많을수록 열이 나게 된다.

보통 사람에서 선천기는 하단전을 벗어나지 못한다. 선천기를 진기로 바꾸어야 나가게 되며 선천기의 소모는 수명의 단축을 의미한다. 임독자개가 되어 선천기가 하단전을 나가 독맥과 임맥을 통할 때 연정화기煉精化炁이며, 십이경맥에 선천기가 통하게 될 때 연기화신煉炁化神이며, 십이피부에까지 통하게 되면 연신환허煉神還虛가 이루어진다.

진기나 수기, 화기를 말할 때의 기는 氣로 쓴다. 선천기로 강화된 기는 炁로 쓴다. 정精을 연마하여 기炁를 만드는 과정이 연정화기煉精化炁이다. 이는 임독자개를 의미하고, 선천기가 독맥과 임맥으로 통하므로 기 순환을 느끼게 된다.

기炁를 연마하여 신神을 이루는 과정을 연기화신煉炁化神이라 한다. 십이경맥에도 선천기가 통하게 되어 삼단전이 통합되는 과정이다. 이때에는 기를 순환시키는 페이스메이커가 상단전으로 옮겨온다.

신神을 연마하여 허虛를 이루는 과정을 연신환허煉神還虛라 한다. 십이피부에까지 선천기가 통하게 되고 온 몸이 단전이 되어 통하므로 몸에서 기 순환을 느끼지 못하게 되어 허虛이다. 숨을 멈추면 언제나 상단전에서 기의 소용돌이 현상이 나타난다. 사랑의 에너지가 채워질수록 몸이 정화되어 비워지므로 허가 된다. 삼단전의 통합으로 온 몸이 기로 채워지고 넘치면 인당이 개발되며 인당을 중심으로 이마 전체에서 기의 소용돌이 현상이 나타난다. 온 몸이 기로 채워지므로 기 순환을 느끼지 못하게 되어 허虛이다. 허虛는 마음이 비워져 나타날 수 있는 무아無我의 경지를 말한다. 신아神我, 진아眞我, 참 나를 알게 되는 것이다. 자연 법칙이 사랑과 조화임을 깨닫게 된다. 조화는 완전한 것이다. 완전하면 무한하고 무한하면 자유롭다. 진정한 자유를 누리며 살게 되는 것이다.

십이경락이나 기경팔맥은 몸의 앞과 뒤로 상행선과 하행선으로 나누어진다. 상행선은 상행선끼리 하행선은 하행선끼리 모두 통합되면 합도合道에 이르게 되어 연허합도煉虛合道라 한다.

인성의 마음이 사랑의 에너지를 되돌려 받으면 천성의 마음으로 바뀐다. 인성의 마음을 철저히 비우면 순화되어 천성의 마음이 되어 창조주를 알게 되므로 깨달음이 깊어지고 참 나를 알게 된다. 사랑의 실적이 늘어나면 사랑의 에너지를 되돌려 받아 양기의 순도가 높아진다. 양기의 순도가 높아질수록 깨달음의 깊이가 커지며 참 나를 알게 되는 현상이다. 인성의 마음이 천성의 마음으로 닦여진다는 의미이다. 인성의 마음이 천성의 마음으로 닦여지는 정도가 깨달음의 정도가 된다.

사랑의 에너지를 되돌려 받을 수 있는 능력도 사랑의 에너지를 순환시킬 수 있는 능력에 비례한다. 체력을 키워 일하는 만큼 사랑의 에너지를 되돌려 받는다. 양기의 순도를 높이려면 기의 순환 능력을 키워야 한다. 임독자개가 되면 체력을 4~5배로 키울 수 있으므로 기의 순환 능력이 지속적으로 커진다. 기의 순환 능력을 키우는 것도 사랑의 실적이 있어야 가능해진다. 모두 경락이 열려야 가능하기 때문이다.

    도를 닦아 도통하는 사람보다 창조주의 뜻에 일치하며 순박하고 성실하게 살아가는 노인의 깨달음이 깊은 경우가 많다. 배움이 없이 오지에서 하늘의 뜻에 순종하며 살아가는 사람들도 나름대로 깨달음을 얻는다. 세파에 시달리며 어렵게 살아가는 사람들이라도 학문을 하는 사람보다 깨달음이 더 깊은 경우는 얼마든지 있다. 되돌려 받는 사랑의 에너지가 키 포인트이기 때문이다.
    우주 만물이 사랑의 에너지로 이루어지므로 분야와 관계없이 깨달음은 일치한다. 사랑의 에너지의 운행 원리인 사랑의 법칙, 자연법칙, 인과법칙을 아는 정도가 깨달음의 정도가 된다. 깨달음의 정도는 사랑의 실천 실적에 따른다. 자연과학을 깊이 알게 되면 나름대로 자연법칙을 알게 되며, 철학이나 종교를 알게 되면 사랑의 법칙과 인과법칙을 알게 된다.
    자연법칙이나 사랑의 법칙, 인과법칙은 창조주가 사랑의 에너지를 운행하는 원리이므로 동일한 것이다. 되돌려 받는 사랑의 에너지라야 사랑의 순도를 높이게 된다. 머리로 배우기만 해서는 안 되고, 배운 사랑을 몸으로 실천해야 깨달음이 온다. 노력만한다고 되는 일이 아니며 경락이 열려야 사랑의 에너지를 되돌려 받을 수 있어 가능해진다. 그러므로 인간은 마음먹기에 따라 만사가 달라지므로 일체유심조一切唯心造이다. 반드시 인성의 마음인 욕심을 버린 천성의 마음이라야 한다.

기식氣息과 태식胎息 4

호흡을 수련할 때 기식氣息이란 의미는 폐호흡은 하지 않고 단전호흡만 하는 경우를 말한다. 흡식을 중단하고 호식만 하는 것으로, 이산화탄소를 배출하면서 단전호흡만 하는 것이다.

이것은 심장의 박동과 단전호흡과 기 순환 주기가 일치하는 현상, 폐호흡의 주기와 일치하던 체력의 생산 주기가 심장의 박동 주기와 일치하는 현상이다. 이 현상이 일어날 때, 근육펌프와 호흡펌프가 일치되면서 생체전기의 생산이 극대화된다.

기식은 진정한 단전호흡이다. 태아 때 하던 호흡이므로 태식胎息, 또는 선천 호흡이라 한다. 태아는 산소와 영양분이 포함된 혈액을 산모로부터 공급받지만, 생체전기는 산모로부터 받지 못하고 태아 스스로가 단전호흡과 기 순환으로 생산한다. 태아가 단전호흡을 위주로 하는 기식을 하는 이유이다.

태아는 심장의 박동 주기와 일치하게 단전호흡을 함으로서 생체전기를 극대화해서 생산한다. 사랑의 에너지를 극대화해서 흡수하는 것이다. 태아의 심장은 뇌보다 일찍 만들어져 작동된다. 심장은 뇌의 지배를 일부 받지만 독자적으로 운행한다. 뇌가 없이 태어나는 경우는 있어도 심장이 없는 경우는 없다. 뇌보다는 심장이 생체전기의 운용에 관여한다는 의미이다. 뇌가 죽은 후에도 심장은 상당 기간 살아 남아 기능을 하기도 한다. 하단전에 저장된 잔존된 선천기를 생체전기로 바꾸어 쓰기 때문이다. 수명은 선천기를 소진할 때에 비로소 다한다.

아기는 태어난 이후 새로운 환경에 적응할 때까지 태중에서 하던 기식을 지속한다. 극대화된 생체전기의 생산 활동을 지속한다. 기식을 하는 동안 폐호흡은 보조 역할을 한다. 태어난 아기는 잠을 자면서도 호흡과 심장 박동의 주기를 일치시키는 기식을 한다. 성인은 평상시에 호흡을 분당 12~24회 하지만 아기는 호흡을 빠르게 한다. 색색거리며 호식과 심장 박동 주기를 일치시킨다.

아기가 태어난 후 2년 이상 머리의 정수리 뼈 일부(천문天門 또는 숨 문)가 말랑말랑한 상태로 유지되다가 점차로 굳어진다. 굳어져도 일부는 평생 구멍으로 남아 백회百會라는 경혈로 남는다. 침이 두개골 속으로 들어갈 수 있는 유일한 부위이다.

아기의 숨 문은 심장의 박동 주기와 일치하게 들먹거린다. 심장의 박동 주기와 일치하게 단전호흡이 이루어져 나타나는 현상이다. 단전호흡을 위주로 하는 기식을 하는 현상이다.

체력이 늘어나고 어느 정도 성장해 독자적 생활이 가능해지고 호흡을 위한 근육이 발달하고 기능이 강화되면 폐호흡을 위주로 하는 체계로 안정되며 평생을 유지한다. 심장의 박동 주기와 일치하던 단전호흡이 폐호흡의 주기와 일치하게 된다. 동시에 하나로 통합된 삼단전이 세 개의 단전으로 분화된다. 상단전과 중단전, 하단전으로 나누어지며 기식이 없어지고 폐호흡과 단전호흡의 주기가 일치하는 체계를 유지하게 된다. 숨 문이 막히며 기식이 없어지고 폐호흡과 단전호흡의 주기가 일치해진다.

성장하면서 폐호흡을 한다 해도 복식호흡을 하므로 생체전기의 생산이 효과적으로 이루어진다. 어린이에서 천성의 마음은 순진하고 단순한 마음이다. 천진난만함이 유지되는 동안은 복식호흡을 한다. 어린이는 어린이답게 천방지축 뛰놀아야 한다. 뇌가 의식 활동을 하지 못하게 정신없이 뛰놀아야 경락이 열려 사랑의 에너지를 받고 체력이 증강되며 근육도 생성되고, 혈관도 발달하게 된다. 어린이는 쉬지 않고 뛰놀며 체력을 증가시킨다. 뛰노는 시간이 길어지는 만큼 체력이 늘어나는 셈이다. 체력의 소모가 생성을 초과하면 바로 잠들어 소모된 체력을 보충한다.

혈관의 발달은 16세까지 이루어지고 그 이후에는 노화의 과정을 밟는다. 기의 순환 능력이 증가하는 속도가 16세를 정점으로 하기 때문이다. 나이 들어가며 뇌를 사용하는 기회가 많아지며 또한 욕심이 늘어나고 근심 걱정이 늘어나며 경락이 닫히는 기회가 많아진다. 경락이 닫혀 사랑의 에너지가 공급되지 못하면 활성산소가 생성되어 뇌세포와 혈관을 이루는 내피세포를 죽이므로 혈관의 노화를 초래한다. 따라서 혈관의 발달이 이루어지는 16세 이전에 체력을 극대화시키기 위하여 잘 뛰놀도록 해야 한다.

어린이가 성장하면 복식호흡이 점차로 약해지고 가슴 호흡인 흉식호흡을 하게 된다. 뇌를 많이 사용하고 생각을 하고 근심 걱정이 많아지면서 경락이 닫힌다. 가슴에서 닫히면 하단전으로 기가 내려가지 못한다. 가슴호흡은 복식호흡에 비해 호흡의 깊이가 깊지 않다. 이는 선천기를 소모하며 살아간다는 의미이다. 가슴호흡을 격투 중후군이라고도 한다. 격투를 준비하며 긴장하고 있을 때 하는 호흡 방법이기 때문이다. 경쟁 사회를 살아간다는 의미이다.

현대의학에서는 갓난아이의 면역력이 높은 이유가 모유 때문이라 생각 한다. 모유에 면역력에 도움이 되는 물질이 포함되어 있으며, 초유가 가장 강력하다고 한다. 모유에 면역 성분이 들어 있는 건 맞는 말이다. 하지만 갓난아기의 면역력이 높은 이유는 그보다는 아기가 생체전기의 생산을 극대화할 수 있는 기식을 하는 데에 있다. 처음부터 모유가 아닌 미음이나 우유만 먹고 성장하는 어린이도 있다. 생명 활동이나 생명력, 면역력은 영양분에서 얻는 것이 아니며 사랑의 에너지가 순환해 생산되는 생체전기에서 얻는다.

아기는 기식을 함으로써 사랑의 에너지를 듬뿍 받아들인다. 이로 인해 생명력과 면역력이 증가하고 뇌와 심장의 기능이 극대화되어 발달한다. 이로써 생명력과 면역력이 유지되어 질병에 견딘다. 아기가 아픈 이유는 공포감을 느끼면 경락이 닫히기 때문이다. 아기는 사랑으로 자란다. 아기는 엄마에게서 떨어지면 공포감이 생겨 경락이 닫힌다. 아기는 저장된 체력이 별로 없으므로 사랑의 에너지를 받지 못하면 체력이 떨어져 바로 질병으로 이어진다. 아이가 적응력이 생기려면 적어도 세 살이 되어야 한다. 세 살까지는 엄마가 사랑으로 키워야 한다는 말은 여기서 비롯된다.

아기들은 사랑을 먹고 자란다. 사랑의 에너지를 받지 못하면 성장하지 못한다. 사랑의 에너지를 받아야 생성과 성장으로 이어진다. 엄마에게서 떨어질 때 다가오는 근심과 걱정, 공포감은 상상할 수 없을 만큼 크며, 무엇보다 경락이 닫혀 사랑의 에너지를 받지 못하므로 바로 아프게 된다. 예를 들자면 어린이 집에 맡겨진다거나 낯선 사람에게 보살핌을 받을 때, 아이의 경락이 닫히므로 사랑의 에너지를 받지 못한다는 얘기다. 태어난 후 엄마가 아니더라도 동일한 사람이 돌보면 돌보는 사람을 엄마로 생각하게 된다. 가기 싫다고 울고 보채는 행위는 사랑의 에너지를 받기 위한 몸부림이다. 동물들도 태어나서 보살피는 대상자를 엄마로 생각하고 따르게 된다.

세 살 버릇이 여든까지 간다고 한다. 사랑의 에너지를 많이 받을수록 욕심이 생기지 않는다. 천성의 마음이 유지되므로 양심의 성장이 지속되고 경락은 지속적으로 열린다. 사랑의 에너지를 받지 못하면 순진함이 일찍 사라진다. 천성의 마음이 유지되지 못하고 인성의 마음인 욕심이 늘어난다. 인성의 마음이 작동되면 천성의 마음이 발동되지 못하므로 경락이 닫힌다. 미국이나 캐나다에서 틴에이지teenage에 도달하기 전에는 반드시 보호자의 보호를 받도록 함은 의미가 큰 것이다. 오염되지 않은 순진한 마음이 지속될수록 사랑의 에너지를 쉽게 받을 수 있기 때문이다.

　요즈음 아기들의 숨 문은 너무 일찍 굳어진다. 돌만 지나도 스마트폰을 갖고 논다. 아기가 머리를 써 생각을 하고 약아진다는 의미이다. '약다' 는 의미는 자기의 이익을 잘 챙긴다는 의미이다. 안타깝게도 약게 산다는 것은 경락이 닫히는 삶을 의미한다. 요즈음 아기들은 너무 일찍 머리를 굴리고 약아빠져 경락이 일찍 닫히므로 복식호흡이 가슴호흡으로 변하는 나이가 빨라진다. 체력은 떨어진다는 의미이다. 조숙 현상이므로 바람직한 현상이 아니다.

　다시, 기식으로 돌아가자. 단전호흡을 수련하여 단전이 단련되면 폐호흡의 주기와 일치하던 단전호흡의 주기는 태중에서와 같은 상태로 되돌아갈 수 있다. 단전호흡 수련을 선천으로 되돌아가는 수련이라 하는 이유이다.

　기식氣息은 진정한 단전호흡이다. 생체전기를 극대화해서 생산하는 과정이다. 의학적인 의미도 대단히 크며 경이로운 현상이지만 위기 상황에서는 누구에게나 이루어지고 있는 현상이다.

　평상시 안정 상태에서 정상 성인의 심장의 분당 박동 수는 60~100회이며 호흡은 12~24회이다. 그러나 호식과 근육의 수축 주기를 일치시키면 단전호흡과 기 순환의 주기가 심장의 박동 주기와 일치해 생체전기의 생산이 이루어진다. 인간은 위기 상황을 맞으면 흡식을 중단하고 호식만 하며 생체전기의 생산을 극대화한다.

　실제로 빠른 속도로 손뼉을 치는 등 빠른 동작의 근육운동 때에는 흡식을 하지 않고 호식만 하며 단전호흡을 한다. 고속질주를 한다든 가 빠른 박자의 노래와 춤, 스포츠 댄스, K-pop에 맞추는 춤, 싸이의 말춤, 이단뛰기와 같은 빠른 속도의 줄넘기, 성악가의 노래, 소리꾼의 창, 웃음치료, 드럼을 신나게 친다든가 몸을 일사불란하게 움직이는 사물놀이를 하면 호식만 하며 심장의 박동 주기와 일치하게 단전호흡이 이루어져 생체전기의 생산이 극대화된다.

잘 웃는다든가 잘 울면 단전호흡도 잘 이루어진다. 부는 악기를 잘 다루면 건강이 잘 유지된다. 호식 위주의 호흡이 되기 때문이다. 특히 판소리나 소리꾼들이 하는 소리는 호식 위주의 단전호흡을 하는 행위이다. 대표적인 소리꾼으로 최근에 돌아가신 이은관 님은 97세임에도 건강을 유지하며 활발하게 활동하셨다. 체력의 생성이 지속적으로 이루어지므로 음식물 섭취나 생활을 마음대로 해도 탁기의 배출 능력을 유지하고 덕분에 건강도 유지할 수 있었던 것이다. 현대 의학에서는 유전적으로 건강하게 태어난 것이라고만 생각할 것이지만 말이다.

단전호흡과 기 순환은 생체전기를 생산하는 과정이므로 누구에게나 이루어진다. 생체전기를 생산할 수 있는 능력이 모든 생명체의 체력이다. 기의 순환이 순조롭게 이루어지면 체력이 늘고 기분이 좋아진다. 탁기의 배출 능력이 커짐으로 음식을 가리지 않게 된다.

평소의 안정 상태라면 폐호흡과 단전호흡의 주기가 일치한다. 폐호흡은 호식과 흡식을 번갈아 해야 하므로 운동 속도가 빨라져 이를 따라가지 못하면 흡식을 중단하고 호식만 하며 심장의 박동과 단전호흡의 주기를 일치시킨다.

평상시라면 폐호흡과 단전호흡의 주기가 일치하고, 평상시를 벗어나면 흡식을 중단하고 호식으로 이산화탄소만 배출하며 심장의 박동과 단전호흡의 주기를 일치시킨다. 그러나 평상시에도 의도적으로 호식과 근육의 수축 주기와 양상을 일치시키면 심장의 박동과 단전호흡의 주기가 일치하는 기식이 가능해진다. 체력의 생산 주기가 심장의 박동 주기와 일치하게 이루어진다는 의미이다. 바로 필자의 '호호! 기 순환 운동법'이다.

제5장
호흡!
기 순환 운동법

1. 새 삶을 얻게 한 운동법
2. 정·기·신이 일체되는 운동법
3. 호흡 방법
4. 심장 단련

새 삶을 얻게 한 운동법 1

임독자개가 되면서 페이스메이커가 하단전에서 작동되므로 하단전에서 주기적으로 기를 빨아들이고 순환시킴을 느끼게 되었다. 심장의 박동이 페이스메이커pacemaker에 의하여 작동되듯이 하단전에서 페이스메이커가 작동됨을 느낀 것이다. 심장의 페이스메이커와 주기가 일치했지만 단전의 것이 훨씬 더 강력했다.

삼단전이 통합되면서 상단전이 기 순환의 중심이 돼 머리의 앞쪽 부위인 상단전으로 페이스메이커가 옮겨오며 기능이 더욱 강화되었다. 기를 빨아들이고 밀어내는 모습이 심장이 박동하는 모습과 같아 심장이 옮겨온 것으로 착각할 정도였다. 몸의 움직임과 호식의 양상이 달라지면 달라지는 기 순환 양상을 상단전에서 그대로 느낄 수 있어 운동 효과를 분별할 수 있게 된 것이다.

기 순환 양상은 몸의 움직임에 따라 달라진다. 몸을 움직이며 기 순환이 달라짐을 느낄 수 있어 기 순환을 효과적으로 시킬 수 있는 운동법의 개발이 가능했다.

기의 흐름과 혈액의 흐름을 지속적으로 일치시키면 심장의 기능이 극대화되며 단련된다. 실제로 지난 3년 동안 60대부터 80대 후반에 이른 50여 명과 함께 장기간 운동을 함께 하면서 시행착오를 거쳐 운동법을 개발하고 효과를 체험하고 확신하게 되었다. 특히 심장질환이 심각한 환자라도 운동을 할 수 있었고 효과가 있었다.

기 순환 능력이 크게 증가한 현재에는 몸의 움직임뿐 아니라 자세, 상단전과 하단전 간의 긴장 상태, 호식의 양상, 호식과 근육의 수축 주기와 양상 일치 여부, 복압의 변화 등 몸의 움직임에 따른 기 순환 상태를 모두 느낄 수 있어 운동 효과를 평가할 수 있게 되었다. 호식과 근육 운동의 양상에 따라 호흡펌프와 근육펌프의 작동이 미세하게 이루어져도 그 차이를 모두 구별할 수 있게 된 것이다.

정·기·신이 일체되는 운동법 2

호흡! 기 순환 운동법은 위기 상황이 아닌 평상시 안정 상태에서 인위적으로 근육펌프와 호흡펌프를 일치시켜 심장의 박동과 단전호흡의 주기를 일치시키는 운동이다. 심장의 박동 주기와 일치시키는 동적인 단전호흡법이다. 체력의 생산 주기와 심장의 박동 주기를 일치시켜 심장의 기능을 극대화하는 운동이다.

기와 혈액의 흐름 주기와 양상을 지속적으로 일치시킴으로써 심장 기능을 지속적으로 일사불란하게 유지시켜 심장 기능을 정상화하며 단련시킬 수 있는 운동이다. 무엇보다 생체전기의 생산을 극대화하므로 심장의 기능을 극대화하는 운동이다. 호흡과 근육이 수축하는 주기와 양상을 일치시키며 운동을 함으로써 심장 박동을 원하는 대로 지속적으로 유지시켜 심장을 단련시킬 수 있다. 의도하는 대로 심장의 박동을 조절할 수 있다는 의미이다.

폐호흡의 주기와 일치하는 단전호흡과 기의 순환 주기를 심장의 박동 주기와 일치시킴으로써 위기 상황이 아닌 평상시에도 생체전기의 생산을 극대화할 수 있다. 현대의학으로 해석하면 생체전기의 생산이 폐호흡의 주기와 일치하는 운동은 유산소 운동이며, 심장의 박동 주기와 일치하는 운동은 무산소 운동이다.

곧 호흡! 기 순환 운동법은 심장의 박동 주기와 단전호흡과 기 순환 주기를 일치시키는 무산소 운동이며 생체전기를 극대화하여 생산하는 운동이다. 평상시에 분당 12~24회 회전하여 생체전기를 생산하는 발전기를 분당 60회 이상 회전시키게 되므로 생체전기의 생산이 4~5배로 증가한다. 체력의 생산량이 소비량을 월등히 초과하므로 체력의 증가로 나타난다. 증가된 체력은 선천기로 저장되므로 젊어지는 운동이다.

호식과 흡식을 번갈아 해야 하는 현대의학의 운동법으로는 이룰 수 없는 운동 효과이다. 누구나 단전호흡은 이루어지므로 호식과 근육이 수축하는 주기와 양상을 일치시키면 근육펌프와 호흡펌프가 일치하게 되어 기식氣息이 된다. 체력의 생산 주기와 심장의 박동 주기를 일치시키는 현상이다. 폐호흡과 단전호흡, 심장의 박동 주기가 모두 일치하면 체력의 생산과 심장의 기능이 극대화될 수 있다. 온몸의 근육 운동과 호흡, 단전호흡과 기 순환, 심장의 박동 주기를 모두 일치시킴으로써 조신調身, 조심調心, 조식調息이 일체가 되는 운동이다. 몸과 마음과 정신이 일체가 되어 효과적으로 단련되는 운동이다.

호흡 방법 3

호식

호흡에는 흡식과 호식이 있다. 호식은 흉강의 수축으로 이루어지고, 흡식은 흉강이 팽창함으로써 이루어진다. 호호! 기 순환 운동법은 무산소 운동이므로 흡식을 하지 않고 호식만 한다. 호식이란, 숨을 내뱉는 것이다. 호식을 심장의 박동 양상을 나타내는 심전도에서처럼 삼박자로 한다. '하~아~ 낫!', '두~우~ 울!', '세~에~ 엣!' 한다. 처음 두 박자는 약하게 준비하는 단계로 하고, 마지막 한 박자에 짧고 강하게 몰아서 숨을 내뱉는다.

짧고 강한 호식을 하되 운동을 할 때에는 호식과 근육이 수축하는 주기와 양상을 일치시킨다. 근육을 수축하기 시작해 종료할 때까지 '하~아~'를 지속하되 근육의 수축하는 강도에 따라 소리의 높낮이도 일치시켜야 한다. '하~아~' 하는 시기가 근육의 수축 주기이며 기가 하단전에서 상단전으로 올라가는 주기이다. '낫!'은 동작의 길이와 관계없이 짧게 한 박자로 한다. '낫!' 하는 시기가 근육의 이완 시기이며 기가 상단전에서 하단전으로 내려가는 주기이다.

호식을 짧고 강하게 하면서 동시에 아랫배를 불룩하게 내밀며 순간적으로 힘을 주어 하단전으로 기운을 힘차게 밀어 넣으면 기 순환에 가속이 붙는다. '낫!'을 짧고 강하게 할수록 복압이 형성되고 복압이 클수록 단전호흡의 효과가 증폭된다. 숨이 차오르지 않고 체력의 생성이 극대화된다. 호식 위주의 호흡을 요령껏 하면 자기의 최고 혈압에 해당하는 복압을 생성할 수도 있다. 하단전으로 힘을 주면 마음이 함께 하단전으로 들어가므로 기 순환이 촉진되며 기 순환에 가속이 붙는다.

또한 이 방법은 횡격막을 힘차게 수축시키므로 호흡마다 하복부에 힘이 들어간다. 호식으로 복압을 증가시킬수록 단전호흡의 효과가 증폭된다. 호식을 짧고 강하게 할수록 복압이 형성되어 복강 안에 머무는 모든 장기의 혈액을 짜서 심장으로 밀어 올리는 역할을 해 호흡펌프 기능이 강화된다. 심장으로 돌아온 정맥혈은 강력한 힘으로 폐로 들어가는데, 복압을 넣어서 숨을 내쉬면 폐에 들어간 다량의 정맥혈 안에 들어 있는 이산화탄소는 확산되어 몸 밖으로 속히 빠져나간다.

힘차게 내쉬는 숨은 순식간에 이산화탄소를 몰아서 배출한다. 이때 배출한 이산화탄소는 3~3.8%에 달한다고 한다. 대기 중에 이산화탄소의 농도는 0.03%이므로 100배 이상을 배출하는 셈이다. 얕은 호흡의 1회 배출량은 150cc 정도로 0.75%가 이산화탄소라 한다. 강력하게 내쉬는 숨의 1/4밖에 되지 않는다.

호식을 할 때 소리는 내지 않고 마음으로 박자를 맞추며 '호오! 호!' 할 수도 있다. 하지만 소리를 내지 않으면 박자를 일정하게 유지하기도 어렵고, 동작의 양상대로 호식의 주기와 강도를 유지하기 어렵다. 특히 팔과 다리의 운동을 좌우 번갈아하며 동작을 크게 하는 운동이라면 큰 소리를 내며 할 때 효과적으로 이산화탄소가 배출되고, 운동과 호식의 주기와 양상을 일치시키기 수월해진다. 힘든 동작일수록 소리를 짧고 크게 질러야 힘이 들지 않아 숨이 차오르지 않는다. 호식을 하되 큰 소리를 짧고 강하게 하면 흉강을 강하게 수축하여 호흡펌프 효과가 추가되어 심장의 부담이 경감된다.
　근육의 수축과 호식의 주기와 양상을 일치시키지 못하면 숨이 차오르기 쉽고 땀이 나며, 힘이 들어가므로 운동을 하고 난 후에 피로감이 온다. 운동 효과가 떨어진다는 의미이다. 소리를 내지 않고 하면 복압이 생성되기 어려우므로 단전호흡의 효과 또한 떨어진다. 더 큰 문제는 호식의 주기와 양상을 근육의 수축 주기와 양상과 일치시키기 어려워 심장에 부담이 되기 쉽다. 심장에 부담이 되면 숨이 차오르며 땀이 난다.

호식 대신 수식

　"호! 호! 호!" 하면서 호식을 하면 쉬우나 동작과 호흡의 길이를 조화되게 일치시키기 어렵고 박자를 유지하기 어렵다. 심장의 박동이 빨라지고 숨이 차오르기 쉬워지고 횟수를 기억하지 못하므로 수를 세는 것으로 대신한다. 수를 헤아리며 호흡을 하므로 수식數息이라 한다.

수식을 하면 박자를 원하는 대로 맞출 수 있어 호식과 근육의 수축 주기와 양상을 일치시켜 체력의 생산 주기와 심장의 박동 주기와 양상을 지속적으로 일치시킬 수 있다. 정상적으로 '하~아 낫!' 하는 시간이 1초 정도가 된다. 심장 단련을 위하여 심장의 박동을 정상보다 10% 정도 느리게 뛰도록 조절하면 심장의 단련 효과가 커진다. 힘들이지 않고 운동을 지속한다는 의미이다. 수식을 하면 정신이 호흡으로 집중되어 마음이 산란해지는 것을 방지할 수 있다. 경락이 쉽게 열린다는 의미이다.

운동 자세에 따른 호식

먼저, 근육의 수축 이완에 대해 생각해본다. 마음먹기에 따라 다르기는 하지만 근육은 수축하는 데 걸리는 시간보다 이완하는 데 걸리는 시간이 짧다. 수축할 때 힘이 들고 이완할 때 힘이 들지 않는다. 수축할 때 생체전기의 소모가 크고, 이완할 때는 소모가 거의 없다. 팔이나 다리를 드는 데 힘이 들고, 내릴 때는 힘이 들지 않는다. 힘이 든다는 의미는 심장이 혈액을 순환시키는 데 부담이 된다는 의미이다.

기는 하단전에서 상단전으로 올라가는 시간이 길고, 상단전에서 하단전으로 내려가는 데 걸리는 시간이 짧다. 기운도 올라가기가 어렵고 내려가기가 쉽기 때문이다. 기운이 내려갈 때 힘을 주면 속도에 가속이 붙는다. 수축하는 데 시간이 더 걸리므로 호식을 길게 해야 한다. 기가 하단전에서 상단전으로 올라가는 주기에 힘을 주면 혈압이 올라가고 상단전에서 하단전으로 내려갈 때 힘을 주면 혈압은 내려간다. 따라서 호식 주기에 복압과 함께 하단전으로 힘을 주면 혈압은 내려가며 기 순환은 가속이 붙으며 촉진된다.

근육 운동을 하는 방법은 무수히 많으며 운동 방법에 따라 호흡 방법을 일치시켜야 한다. 다리를 드는 운동을 한다면 다리를 드는 시간을 빨리 할 수도 있고 느리게 할 수도 있다. 방법을 살펴보자면, 속도와 관계없이 다리를 들어 올리는 동안 '하~아~'를 지속한다. 이렇게 하면 다리를 들어올리는 속도와 호흡이 저절로 일치하게 된다. 다리를 내리는 것은 빨리 할 수도 있고 느리게 할 수도 있지만 힘이 들지 않아 심장에 부담이 되지 않는다. 따라서 '낫!' 하는 시간은 동작에 걸리는 시간과는 관계없이 한 박자로 한다.

천천히 한다면 수축을 다시 할 때까지 시간적 여유를 허용하면 저절로 해결된다. 운동을 서두르지 않고 여유를 갖고 자연스럽게 하면 된다. 팔을 드는 운동을 한다면 팔을 들기 시작해 드는 높이가 정점에 도달할 때까지 '하~아~'를 지속한다.

누워서 호식을 할 때는 반대로 한다. 호식을 유지하는 동안은 심장의 박동 주기와 일치하게 생체전기의 생산이 이루어지기 때문에 호식을 길게 유지하여 복압과 생체전기의 생산을 늘리기 위해서다. 한 박자로 '하아' 하며 아랫배를 당겨 최대한 움츠리고, 아랫배를 부풀리며 지속적으로 '나~아~앗!' 하며 하단전으로 기운을 밀어 내리면 기는 하단전을 지나 상단전으로 효과적으로 올라가게 되어 기 순환에 가속이 붙는다. 흡식을 먼저 강하게 하고 호식을 길게 늘이는 셈이다. 이때는 '나~아~앗!'을 아무리 오래해도 심장에 부담이 되지 않는다.

호식은 흉강을 수축하는 과정이므로 지속하는 동안은 심장의 박동 주기와 일치하여 생체전기가 생성되므로 심장에 부담이 되지 않는다. 흉강을 수축함으로써 심장을 지속적으로 압박해도 혈액을 밀어 내는 데 부담이 되지 않는다. '나~아~앗!'을 오래하면 누구에게서나 기는 상단전과 하단전을 3~5바퀴 돌 수 있어 생체전기의 생산량이 그만큼 증가한다.

정적인 자세로 운동을 하는 경우 누워서 호식하기와 같은 방법으로 호식을 길게 하면 혈액순환 기능이 크게 증가한다. 뇌와 심장은 물론 전신적으로 기 순환을 촉진하고 생체전기의 생산을 극대화할 수 있다. 호식이 유지되는 동안은 단전호흡이 심장의 박동 주기와 일치하므로 호식을 길게 하면 누구나 기를 상단전과 하단전으로 3~5바퀴 돌리는 것도 가능해진다.

생체전기의 생성은 극대화되고 운동을 지속해도 숨이 차오르지 않는다. 뇌의 혈액순환을 극대화한다. 그러하기에 특정한 부위에 치료 효과를 높이기 위하여 사랑의 에너지를 보내고자 할 때 이용하면 효과적이다. 기는 마음을 따라가므로 치료를 하고자 하는 부위로 마음을 집중하며 호식과 함께 사랑의 에너지를 보내면 치료 효과가 커진다.

운동하는 동작의 크기와 호식의 주기를 일치시키기 어렵다면 근육 운동과 호식을 모두 한 박자로 하면 근육펌프와 호흡펌프를 일치시키기 수월하다. 팔운동을 한다면 팔을 올리며 '하아!' 하고 내리며 '두우!' 한다. 올리며 '세에!' 하고 내리며 '네에!' 하며 모두 한 박자로 한다. 운동을 힘차게 할 때 적용해도 너무 빠르지만 않게 한다면 효과적이다. 생체전기의 생성도 호식을 세 박자로 하며 운동을 할 때보다 더 크게 이루어진다.

호식과 생체전기 생성

호식 주기에 상단전으로 흡수된 음기가 양기로 바뀌어 하단전을 지나면 생체전기가 되어 체력이 된다. 따라서 호식의 횟수만큼 생체전기를 생산하는 발전기가 돌아간다. 호식과 함께 가슴과 어깨를 펴고 상체를 뒤로 젖혀 상단전의 긴장을 유지하며, 어깨와 팔로 몸통을 눌러 하단전으로 기운을 모으면 생체전기의 생성에 가속이 붙는다. 상단전과 하단전 간의 거리를 극대화 하거나 극소화 하는 자세가 기순환을 촉진한다. 손가락 발가락에 체중이 실리는 자세로 운동을 할 때 기 순환을 촉진하므로 운동 효과가 커진다.

심장의 박동 수를 평상시 수준으로 유지하며 생체전기의 생산을 극대화하므로 생체전기의 생산량이 소모량을 초과한다. 소모되고 남는 생체전기는 하단전에 선천기로 저장되어 수명의 연장으로 이어진다. 폐호흡의 주기와 일치하게 생산하던 체력의 생산 주기가 심장의 박동 주기와 일치하게 이루어지므로 체력의 생산량이 4~5배로 증가한다. 생체전기의 생산은 언제나 필요한 만큼만 이루어지므로 원리를 알고 운동을 제대로 하면 기적의 운동법이 될 수 있다. 소모되지 않고 하단전으로 되돌아 온 생체전기는 선천기로 저장되므로 결국 젊어지는 운동이다.

호식의 효용

평상시에도 누구나 의도적으로 흡식을 하지 않고 호식 위주의 호흡을 하면 심장의 박동과 호흡의 주기를 일치시킬 수 있어 근육펌프와 호흡펌프의 주기를 일치시킬 수 있다. 고속 질주를 하기 위하여 분당 심장 박동 수가 200~300회에 이른다면 호식을 끊어서 하지 않고 지속적으로 유지하며 달리게 된다. 실제로는 기관지는 열어놓고 심장의 박동 주기와 일치하게 단전호흡만 하며 달린다. 호식을 유지하는 동안은 기 순환이 심장의 박동 주기와 일치하게 이루어진다. 진정한 기식이 되면 산소도 필요하지 않고 이산화탄소의 배출도 없다.

인간은 위급 상황을 맞으면 누구나 가슴이 두근거리고 숨을 죽이고 기식을 한다. 숨을 죽이되 들숨인 흡식을 죽이고 호식으로만 견딘다. 심장의 박동 수가 급격히 늘어나므로 흡식을 할 겨를이 없다. 하품이 나는 현상도 산소의 부족보다는 이산화탄소의 배출이 되지 않아 나타난다. 하품을 하면 흡식으로 끝나지 않고 호식이 훨씬 길어진다. 흡식을 중단하고 호식만 하며 단전호흡을 위주로 하는 기식으로 대비하는 것은 호흡의 주기와 일치하던 단전호흡의 주기를 심장의 박동 주기와 일치시켜 생체전기의 생산을 극대화하는 현상이다.

인간은 누구나 단전호흡을 하므로 정상 호흡 횟수보다 많은 호흡을 해야 하는 경우 흡식을 중단하고 호식만 하며 근육의 수축과 일치시켜 단전호흡과 심장의 박동 주기를 일치시킨다. 빠른 속도로 손뼉을 친다든가, 고속질주를 한다든가, 빠른 박자의 노래와 춤, 빠른 속도로 드럼치기, 에어로빅이나 스포츠 댄스, K-pop에 맞추는 춤, 말춤, 이단뛰기 줄넘기, 성악가의 노래, 웃음치료, 몸을 일사불란하게 움직이는 사물놀이 등 빠른 동작의 근육 운동 시에는 호식만 하며 단전호흡을 한다. 성악가가 큰 소리로 길게 소리를 지르든가 창을 하는 사람도 호식 위주의 단전호흡이 된다. 판소리도 호식 위주의 단전호흡이 된다. 스님들이 하는 독경도 호식 위주의 단전호흡이다. 스님들이 가부좌 자세를 오래 유지할 수 있는 이유도 호식 위주의 단전호흡을 함으로써 기 순환 능력이 크기 때문이다. 부는 악기를 잘 다루어도 호식 위주의 단전호흡이 되어 건강이 유지된다.

세계의 젊은이들이 K-pop이나 말 춤에 빠지는 이유도 기식이 유도되어 생체전기의 생산이 극대화됨으로서 기분氣分이 좋아지기 때문이다. 인간은 기분 좋게 즐기기 위하여 빠른 동작의 춤과 노래를 한다. 육장육부에 기의 순환이 잘 이루어져 기의 배분 상태가 원활하면 기분이 좋아진다. 기분이 좋게 느껴지면 생체전기의 생산량이 소모량을 초과하여 체력이 증가했음을 의미한다.

이단뛰기 줄넘기의 경우도 그러하지만 100m를 10초대에 뛰려면 기관지를 열어놓고 호식을 지속하며 단전호흡만 하며 달리게 된다. 호식이 이루어지는 이유는 조직세포에 생성된 이산화탄소가 조속히 배출되어야 하기 때문이다. 올림픽에 출전하는 수영선수들도 흡식을 하지 않고 심장 박동의 주기와 일치하게 호식만 하며 수영을 지속해야 기록이 좋아진다. 스피드 스케이팅 선수도 마찬가지다. 호식을 지속하는 동안은 단전호흡과 심장의 박동 주기가 일치한다.

마라톤을 하면 처음 얼마 동안은 숨이 차고 힘들지만 시간이 지나면 오히려 몸과 마음이 편해지며 즐기면서 뛰게 되어 황홀감마저 느낀다고 한다. 심장의 박동 주기와 일치하게 단전호흡과 기 순환이 이루어져 생체전기의 생성이 극대화되어 필요로 하는 생체전기가 공급되기 때문이다. 그러나 마라톤 선수도 생각을 해가며 뛰게 되므로 그때마다 경락이 닫혀 체력이 소모된다. 열심히 하다가도 다른 생각을 하면 경락이 닫혀 기식이 되지 않는다. 생각을 하면 뇌가 생체전기를 소모해야 하고 경락이 닫히기 때문이다.

심장은 근육펌프의 도움을 받기 위하여 반드시 발걸음 횟수만큼 박동을 한다. 또한 심장이 살아남기 위하여 경락을 열고 심장의 박동과 단전호흡의 주기를 일치시킴으로서 생체전기의 생산을 극대화할 수 있는 기식을 한다. 흡식을 하면서 기식은 할 수 없으므로 호식만 하며 기식을 한다.

현대의학은 단전호흡과 기식 자체를 알지 못하므로 이러한 사실을 모른다. 기식 자체는 심장의 박동 주기에 맞춰 단전호흡으로 음기와 양기를 순환시켜 생체전기를 생산하는 현상이다. 체력의 생산 주기를 심장의 박동 주기와 일치시키는 현상이다. 진정한 기식이 지속되면 산소도 필요하지 않고 이산화탄소의 배출도 없다. 생체전기가 필요한 만큼 충분히 자동으로 생산되므로 체력의 소모도 없다. 전기용 엔진의 가동을 극대화하는 현상이다.

짧은 시간 내에 고속질주를 하는 경우 심장의 박동도 뛰는 횟수만큼 이루어져야 한다. 정상 성인에서 호흡이 분당 24회를 넘어가면 정상으로 보지 않는다. 호흡도 질주 속도에 따라 빨라지지만 어느 한계를 지나면 호흡은 호식과 흡식을 번갈아 해야 하므로 뛰는 횟수를 따라가지 못한다. 따라서 흡식을 하지 못하고 호식만 하며 달리게 되어 결국 폐호흡을 중단하고 단전호흡만 하며 달리는 것이다. 헉헉거리며 흡식을 하지 못하고 호식만하며 달린다. 흡식을 하면 기식이 될 수 없다.

마라톤이나 스피드 스케이팅 등 속도 경쟁을 하는 선수는 기식을 얼마나 지속하느냐에 따라 기록이 달라진다. 심장의 박동 주기와 일치하게 단전호흡을 하는 기식을 함으로써 심장의 박동과 기 순환의 주기를 일치시켜 심장에게 기 순환에 의한 생체전기를 지속적으로 공급한다. 바로 근육펌프와 호흡펌프를 일치시키는 것이다. 그렇게 하지 못하면 심장이 견디지 못해 달리는 것을 중지하게 되든가, 심장마비가 오게 될 것이다.

선수들이 체력단련을 할 때 호식 위주의 습관을 들이면 경기를 할 때 도움이 될 것이다. 극기 훈련을 시킨다고 누구에게나 체력의 생산이 극대화되지 않는다. 누구나 쉽게 할 수 있는 필자의 '호호! 기 순환 운동법'을 적용하면 체력의 증강 효과는 극대화된다.

4 심장 단련

심장과 체력

인간의 심장은 장기 중에서 가장 먼저 만들어진다. 뇌보다 먼저 만들어져 작동하고, 죽을 때도 가장 늦게까지 작동한다. 뇌가 죽은 후에도 심장은 마지막까지 작동한다. 인간이 삶을 유지하는 데 뇌보다 심장 기능이 우선이라는 의미이다. 뇌가 없이 태어나는 경우는 있으나 심장이 없는 경우는 없다.

심장은 혈액을 순환시키는 순환펌프 역할을 한다. 심장은 한 개이지만 4개의 순환 펌프로 이루어진다. 폐순환과 전신순환, 정맥, 동맥을 위한 순환 펌프로 4개의 순환펌프가 일사불란하게 작동된다. 혈관은 동맥과 정맥이 쌍을 이루며 심장에서 나갈 때 동맥이며 심장으로 들어갈 때 정맥이다. 중간에 폐를 반드시 거쳐야 하며 머리와 몸통, 육장육부, 팔과 다리로 가서 되돌아와야 하므로 복잡한 구조를 하고 있다.

심장의 박동 능력이 체력이며 심장은 체력이 허용하는 하중을 견디며 혈액을 순환시킨다. 심장은 체력이 허용하는 범위를 초과하는 하중이 부하되면 혈액을 순환시키지 못한다. 힘이 든다는 의미는 심장이 혈액을 순환시키는 데 부담이 된다는 의미이다. 체력이 떨어지고 몸이 약해진다는 의미는 심장의 박동 능력도 그만큼 떨어진다는 의미이다.

따라서 체력이 떨어지면 심장은 각종 심장질환에 시달리게 된다. 역으로 단전호흡을 수련해 생체전기의 생산을 늘리면 심장의 기능은 개선될 수 있다는 의미이다. 따라서 기 순환 운동은 심장을 단련하는 운동이 될 수 있다.

대부분 사람들은 혈액순환이 주로 심장이 박동하는 압력만으로 이루어지는 것으로 생각한다. 하지만 실제로 심장은 자체의 순환펌프의 힘만으로 온 몸에 혈액을 순환시키지 못한다. 만일 심장이 자체의 순환펌프의 힘만으로 혈액을 순환시킬 수 있다면 운동을 하지 않아도 된다. 심장은 생체전기로 작동되며 심장의 작동 능력이 체력이다.

실제로 모세혈관에서 혈압은 거의 없는 상태이다. 심장의 박동 압력이 모세혈관까지 미치지 못한다는 의미이다. 모세혈관은 지구를 세 번 감을 수 있는 12만 km에 이르고 혈관의 98%를 차지한다. 모세혈관은 혈관을 이루는 내피세포로 이루어지며 전체 혈액의 6% 정도가 머무른다.

모세혈관의 혈액순환은 생체전기로 이루어진다. 생체전기는 마음으로 보내든가 몸을 움직이면 움직임과 함께 간다. 생체전기가 공급되지 못하면 활성산소가 생성되어 모세혈관을 이루는 내피세포가 죽어 혈관의 노화로 이어진다.

생체전기는 호식 주기에 음기가 상단전으로 흡수되어 양기로 바뀌어 하단전으로 내려가면 하단전에서 생산된다. 정상 성인의 경우, 안정 시에 호흡이 분당 12~24회 이루어진다. 호흡의 주기는 생체전기를 생산하는 발전기를 돌리는 횟수와 일치한다. 이는 기가 분당 상단전과 하단전 사이를 12~24회 순환하여 필요한 생체전기를 생산한다는 의미이다.

호흡을 분당 12회하는 사람은 생체전기를 생산하는 발전기를 12회 돌려 온 몸이 1분 동안 필요한 생체전기를 생산하고, 분당 24회 하는 사람은 단전호흡을 24회 해 온 몸이 1분 동안 필요한 생체전기를 생산한다.

앞서 말했듯, 안정 상태에서 정상 성인의 분당 호흡수는 12~24회이며, 심장 박동은 분당 60~100회이다. 호흡과 단전호흡과 기의 순환 주기가 일치하고, 심장의 박동 주기는 근육운동 주기와 일치한다. 근육이 수축하면 혈액은 심장 쪽으로 흐르고, 이완되면 심장과 멀어지게 흐르기 때문이다. 체력의 생산 주기는 폐호흡의 주기와 일치하고, 심장의 박동 주기는 근육운동의 주기가 일치한다는 의미이다.

체력이 조금만 상승되거나 떨어져도 심장에 미치는 영향은 4~5배로 나타난다. 실제로 심장이 혈액을 순환시킬 수 있는 능력이 체력이다. 심장의 박동 능력이 체력이다. 심장은 체력이 감당할 수 있는 하중을 견디며 혈액을 순환시킨다. 심장의 페이스메이커가 박동하는 강도와 주기를 조절하여 혈압과 맥박을 조절함으로써 상황에 따라 온몸이 필요로 하는 혈액을 순환시킨다.

심장 박동 수가 조금만 늘어나도 호식과 흡식을 번갈아가며 해야 하는 평상시의 호흡으로는 따라가지 못한다. 심장은 이를 극복하기 위하여 흡식을 중단하고 호식과 심장의 박동 주기와 양상을 일치시킴으로써 생체전기의 생산과 심장의 박동 주기와 양상을 일치시켜 기능을 극대화한다. 이를 하지 못하면 심장에 무리가 가므로 행동을 지속하지 못한다. 무리하게 지속하면 심장마비로 이어진다.

따라서 생체전기의 생산 주기와 심장의 박동 주기를 일치시킴은 심장 기능을 위하여 최상의 방법이다. 생체전기의 생산과 심장의 박동 주기와 양상이 일치해야 기와 혈액의 흐름이 일치되어 심장은 최상의 기능 상태를 유지할 수 있다. 현대의학은 체력의 생성기전을 모르므로 이러한 현상을 모른다.

심장은 중노동을 하므로 심근세포에는 유난히 많은 수의 미토콘드리아가 존재한다. 우리 몸에서 뇌와 심장과 근육은 생체전기의 소모가 가장 큰 기관이다. 그러므로 경락이 닫혀 기의 순환이 중단되면 생체전기의 생산이 중단되므로 뇌와 심장과 근육이 가장 큰 타격을 받아 기능이 떨어진다. 힘든 일뿐 아니라 생각조차 못하고 누워서 쉬어야 한다. 세포 하나하나는 생체전기를 소모하여 생명 활동을 하게 되므로 혈액순환과 신진대사도 느려진다.

대부분 스트레스를 심하게 받을 때 경락이 닫힌다. 뇌가 의식 활동을 하면 심경락이 닫힌다. 무의식 상태가 되어야 경락이 열린다. 인간이 창조주의 뜻에 일치하는 마음 상태이거나 일치하는 일을 할 때 경락이 열린다. 심경락이 닫히면 생체전기의 생산이 중단된다. 심장에도 생체전기의 공급이 제한된다는 의미이다. 선천기를 생체전기로 바꾸어 사용해야 하므로 수명의 단축을 피하기 위하여 생체전기 사용을 최소화하게 된다.

인간은 심경락이 닫히는 현상을 알아차리지 못하므로 힘이 들어도 무리하고 힘든 일을 하게 된다. 힘이 든다는 의미는 사랑의 에너지의 공급이 부족해 기운이 모자란다는 의미이지만 심장이 혈액을 순환시키는 데 부담이 된다는 의미이기도 하다.

심장 자체에 공급되는 생체전기가 부족해지면 활성산소가 생성되므로 혈관을 이루는 내피 세포가 죽어 점차로 관상동맥에 노화 현상이 오고 혈관이 막히는 현상으로 이어진다. 인간은 관상동맥의 구경이 7~80% 작아져도 증상을 느끼지 못한다. 한 두 개가 막혀도 증상을 모르는 환자도 있다. 스트레스를 심하게 받을 때 갑자기 가슴의 통증이란 증상으로 나타나 협심증이라 한다.

운동 부족이 전혀 없는, 젊고 운동을 많이 하는 직업 선수에게도 관상동맥이 막혀 심근경색이 나타나고 심장마비 현상을 보게 된다. 근육질의 사람은 근육을 발달시킨 만큼 큰 힘을 쓸 수 있지만 심경락이 자주 닫히면 심장질환의 빈도가 더 높아지고 심장마비의 가능성이 더 커진다. 근육이 생체전기를 만들거나 저장하지 못하며 단지 소모하는 기관이기 때문이다.

심경락이 닫히면 선천기를 생체전기로 바꾸어 이용해야 한다. 생체전기의 소모를 최소화해야 하므로 심장의 기능도 떨어진다. 이를 무시하고 힘든 일을 지속하면 심장에 먼저 무리가 가고, 선천기의 대량 소모로 지치는 현상이 나타난다. 체력이 떨어져 있는 사람이 심경락이 닫히면 힘들지 않은 작은 일에도 심장에 무리가 가고 심장마비의 가능성이 높아진다. 심장마비는 나이와는 상관이 없다. 체력이 떨어지면 누구에게나 가능하다. 힘든 일을 하다가 지치는 현상이 오면 하던 일은 중지하고 쉬어야 한다. 기진맥진氣盡脈盡하면 심장마비로 죽는다. 기절氣絶이란 생체전기의 공급이 중단되어 나타나는 블랙아웃blackout 현상이다.

근육펌프와 호흡펌프 일치시키기

심장의 혈액순환 기능이 원활하게 이루어지려면 반드시 근육운동과 호흡운동의 도움을 받아야 한다. 근육운동이 혈액순환을 도울 때 근육펌프라 하고 호흡운동이 혈액순환을 도울 때 호흡펌프라 한다. 심장은 근육펌프와 호흡펌프의 도움을 효과적으로 받을 수 있어야 혈액순환을 원활하게 할 수 있다. 아무리 건강한 사람이라도 며칠만 철저하게 움직이지 못하게 하면 환자가 된다.

기와 혈의 순환을 지속적으로 일치시키는 운동을 하면 심장의 부담이 경감되며 심장이 효과적으로 단련된다. 기와 혈의 순환을 일치시키는 방법은 호식과 근육의 수축 주기와 양상을 조절하여 의도적으로 심장의 박동을 조절하는 것이다. 근육펌프와 호흡펌프가 작동하는 양상이 정확하게 일치하면, 운동을 지속해도 심장에 부담이 되지 않는다. 상·하체의 운동을 동시에 하든, 팔과 다리의 운동을 좌우 번갈아 하든 근육의 수축과 호식의 주기와 양상만 일치하면 심장에는 부담이 가지 않으며, 나아가 심장이 단련되는 효과를 볼 수 있다.

호식으로 심장의 박동을 어떻게 조절하는가. 정상 성인의 경우, 안정 시에 심장의 페이스메이커의 주기는 0.8초이므로 펌프질 횟수는 분당 75회이다. 하지만 호식 요령을 알면 심장을 의도대로 박동시킬 수 있다. 의도적으로 초당 한 번 정도로 박동하도록 한다고 생각하고 운동 주기를 조절하는 것이다. 또 심장을 의도적으로 분당 60회 정도로 천천히 뛰게 함으로써 마음의 여유를 가지며 운동을 하는 것이다.

처음부터 호식을 평균적인 심장 박동 수인 분당 75회가 되게 운동을 하면 심장의 박동이 빨라지기 쉽고 숨이 차오르기 쉬워 오래 지속하기 어려워진다. 심장에 부담이 되고 경락이 닫히면 또다시 하고 싶은 생각이 없어진다.

특히, 혈압이 높은 사람은 운동에 힘이 들어가지 않고 호흡이 빨라지지 않도록 작은 동작으로 가급적 서서히 한다. 동작의 크기가 커지는 만큼 호흡을 천천히 하도록 조절한다. 조금만 실행해보면 바로 터득이 가능해진다. 지속적으로 숨이 차거나 힘이 들지 않게 하는 것이 요령이다.

기 순환 운동법을 제대로 배워 운동을 하면 호흡과 심장의 박동 주기를 마음대로 일정하게 유지시킬 수 있어 심장도 단련되며 혈압도 올라가지 않는다. 한 가지 소개하면, 기가 상단전에서 하단전으로 내려오는 주기에 호식을 짧고 강하게 하며 하단전으로 힘을 주면 기 순환에 가속이 붙고 심장의 부담은 경감된다. 동시에 상체를 아래로 내려 근육펌프 효과를 높이면 심장의 수축을 강화하는 효과가 나타나므로 심장이 또한 강화된다. 초당 한 번 정도로 지속해 훈련하면 심장도 적응하여 박동 수가 분당 60회 대에서 안정된다. 심장은 근육펌프의 도움을 효과적으로 받아 부담이 경감되고, 호흡펌프의 도움으로 생체전기의 공급이 충분하므로 기능이 그만큼 좋아진다. 혈압을 효과적으로 내리게 된다.

안정 상태에서 심장의 분당 박동 수가 감소함은 체력의 증강과 심장의 기능이 좋아진다는 의미이다. 안정 상태에서 심장 박동이 분당 70회 대인 사람이 분당 60회의 운동을 한 시간을 하고도 호흡과 심장 박동을 동일하게 60회로 유지할 수 있음은 생체전기의 생산으로 심장 기능이 강화된 결과이다.

심장의 박동 주기를 느리게 일정하게 유지할수록 심장의 단련 효과는 커진다. 분당 60회 정도로 박동을 유지하면 심장의 단련 효과가 높아진다. 심장질환이 있거나 혈압이 높은 사람은 처음부터 근육 운동 횟수를 축소하기 어려우므로 평소보다 10% 정도 느리게 할 정도가 도움이 된다. 숨이 차오르지 않고 힘이 들지 않아야 한다. 조금만 익숙해지면 여러 사람이 함께 할 수 있는 운동에 누구나 참여할 수 있다.

팔과 다리를 움직일 때 좌우를 번갈아 하는 운동이 심장의 부담을 경감시킨다. 어느 쪽에 호식을 맞추어도 되나 모든 운동은 좌측부터 하게 되므로 좌측에 맞추는 것이 좋다. 심장이 좌측에 있어 좌측부터 움직여야 혈액순환이 더 순조롭게 이루어진다.

심장 단련 방법

현대의학에서 권장하는 심장 기능의 향상을 위한 운동을 하려면 자기의 최대 운동 능력의 50~80%가 적당하다고 한다. 최대 맥박 수는 220에서 자기의 나이를 빼면 된다. 나이가 40세라면 최대 맥박 수는 180회가 된다. 안정시의 맥박 수가 분당 70회라면 심장 기능을 향상시키기 위한 운동을 할 때 최소 맥박 수는 0.5x(최대 맥박수-안정시 맥박수)+안정시 맥박수로 계산한다. 따라서 0.5×(180-70)+70=125이다. 80%라면 158이 되므로 맥박이 분당 125~158을 유지하게 운동을 함이 적절하다는 의미이다. 분당 걸음걸이 횟수가 125~158을 유지해야 하므로 빠른 속보라든가 천천히 달리라는 의미이다.

70세에서 안정시의 분당 맥박수가 70회인 사람이라면 분당 110~134회를 유지시키는 운동을 하면 된다. 그러나 체력이 떨어져 있거나 운동을 하지 않던 사람은 이 정도의 운동도 오래 지속하기 어렵다. 숨이 차오르기 쉽기 때문이다. 더군다나 고혈압을 포함하는 심장질환이나 만성질환을 앓고 있는 환자, 체력이 떨어진 사람은 이 정도의 운동도 하기 어렵다.

그러나 호흡! 기 순환 운동법을 이용하여 기와 혈액의 흐름을 일치시키고 체력의 생산과 심장의 박동 주기를 일치시키면 심장 기능의 극대화가 가능해진다.

호식과 근육이 수축하는 주기와 양상을 일치시켜야 호흡펌프와 근육펌프가 일치하게 된다. 만일 근육의 이완 주기와 호식 주기를 일치시키면 근육펌프와 호흡펌프의 기능이 엇갈리므로 기혈 순환에 혼란이 온다. 팔과 다리 운동을 동시에 하며 양 다리는 구부리고, 양 팔은 뻗어주었다면 기와 혈의 흐름이 일치하지 않게 된다. 팔과 다리뿐 아니라 온 몸은 마음먹기에 따라 다르게 움직일 수 있으므로 기와 혈액의 흐름을 지속해서 일치하게 유지하는 것은 쉽지 않다. 더군다나 체력의 생산 주기와 심장의 박동 주기를 일치시키기는 어렵다. 단전호흡의 수련의 경지가 깊어져 임독자개가 되어야 가능하기 때문이다. 누구나 체력의 생산 주기는 호흡의 주기와 일치하고, 심장 박동의 주기는 근육운동 주기와 일치한다. 평상시에 호흡은 분당 12~24회 이루어지고, 심장 박동은 분당 60~100회 이루어지므로 호흡과 심장 박동은 현대의학이 아는 방법으로는 지속적으로 일치시키지 못한다. 따라서 현대의학으로 체력의 생성과 심장의 박동하는 주기와 양상을 일치시키는 것은 불가능하다.

하지만 필자가 개발한 운동법을 제대로 따라하면 원하는 시간 동안 지속적으로 심장의 단련이 가능하다. 무산소 운동으로 한두 시간을 지속할 수도 있다. 호식과 온 몸의 근육이 수축하는 주기와 양상을 의도적으로 일치시키고, 기와 혈액의 흐름의 양상을 지속적으로 일치하도록 몸을 움직이는 운동을 하면 생체전기의 생성은 극대화되고 심장의 부담은 경감되므로 심장의 기능이 효과적으로 개선되며 단련된다.

또한 기와 혈액의 흐름의 박자와 주기를 일정하게 유지함으로써 심장 박동을 일정하게 유지하도록 하면 심장의 단련 효과가 더욱 커진다. 근육의 수축과 생체전기를 생산하는 주기와 심장의 박동 주기를 모두 일치시킴으로써 가능해진다. 임독자개가 되어 단전의 기 순환 펌프 기능이 자동화되면 심장의 박동과 단전호흡과 기순환, 근육 운동 주기를 모두 일치시킬 수 있다.

제6장
호호! 기 순환 운동법
동작과 순서

1. 서서 하는 운동 | 동작 01 ~ 동작 14
2. 앉아서 하는 운동 | 동작 15 ~ 동작 50
3. 누워서 하는 운동 | 동작 51 ~ 동작 93
4. 정리 운동 | 동작 94 ~ 동작 98

서서 하는 운동 1

동작 01 ~ 동작 14

동작 1. 손 털기

팔을 들었다가 손을 털어 내린다. 이때 무릎도 함께 굽힌다. 호흡은 한 박자로 20회 하는데, 호흡이 너무 빨라지지 않게 주의한다.

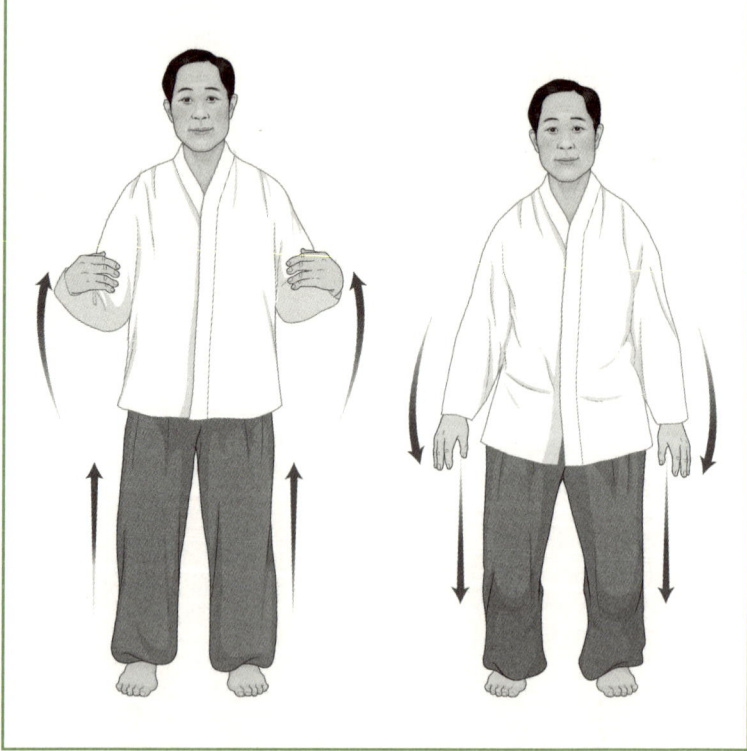

동작 2. 팔 들기

1) 손가락 펴고
2) 엄지 펴고, 주먹 쥐고

키를 늘려 척추의 긴장을 유지한 채, 팔을 들었다가 내리며 무릎을 굽힌다. 호흡은 한 박자로 20회씩 한다. 팔을 올리며 '하' 하고 내리며 '둬!' 한다. 팔을 들고 내릴 때 양 손의 평행을 유지한다.

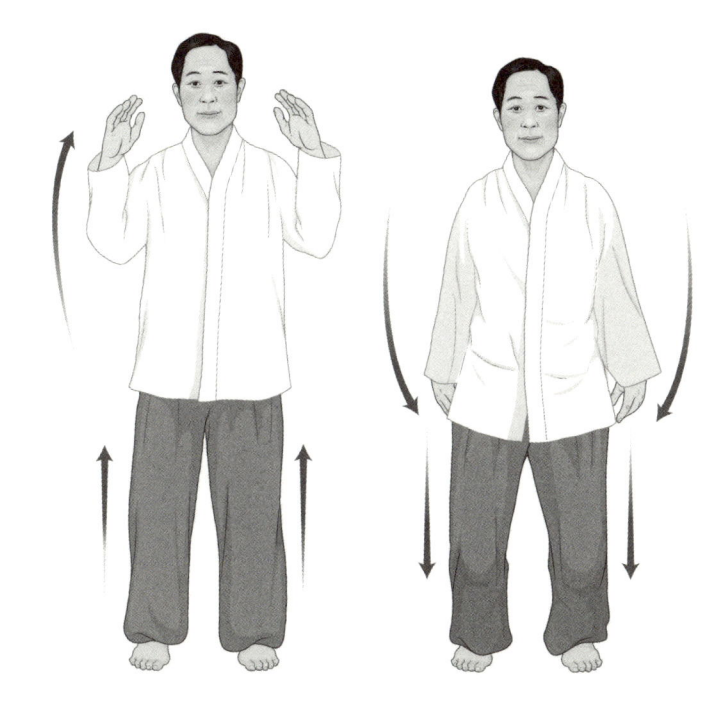

동작 3. 허리 돌리기(좌, 우)

호식은 길게 한 박자로 20회씩 한다. 허리 주위에는 기경팔맥에 속한 대맥帶脈이 있어 상·하체의 기 순환의 균형을 유지한다. 이 대맥을 활성화 하고 좌·우뇌 사이의 기 순환을 효과적으로 촉진할 수 있는 유일한 운동으로 허리 강화 효과가 크다.

좌측으로 돌릴 때는 좌측 45도 방향으로, 우측으로 할 때는 우측 45도 방향으로 긴 타원형이 되는 궤도로 돌린다. 훌라후프 돌리듯이 반동을 주며 돌리는데, 이때 돌리려는 방향 반대 측 발뒤꿈치를 들어준다.

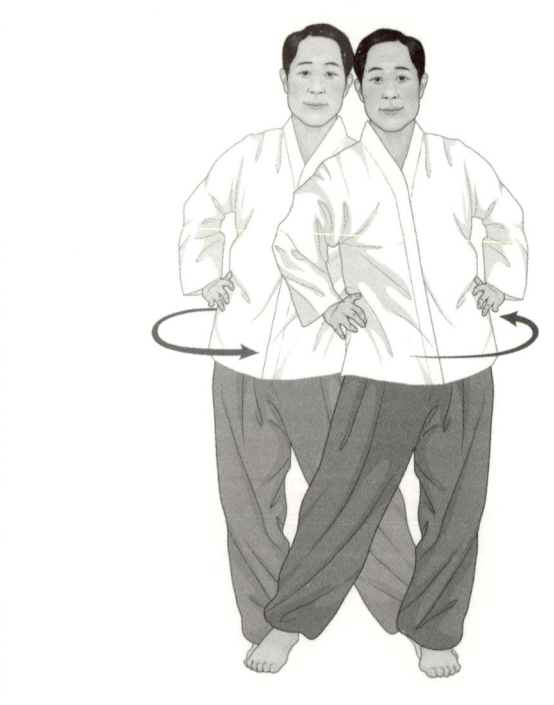

동작 4. 팔 번갈아 들기

1) 손가락 펴고
2) 엄지 펴고, 주먹 쥐고

키를 늘려 척추의 긴장을 유지한 채, 팔을 번갈아 들었다가 내리며 무릎을 굽힌다. 좌우 팔의 평행을 유지하며 힘차게 한다.
호흡은 호식으로 20회씩 한다. 한 쪽 팔을 올리며 '해!' 하고 내리며 '두!' 한다.

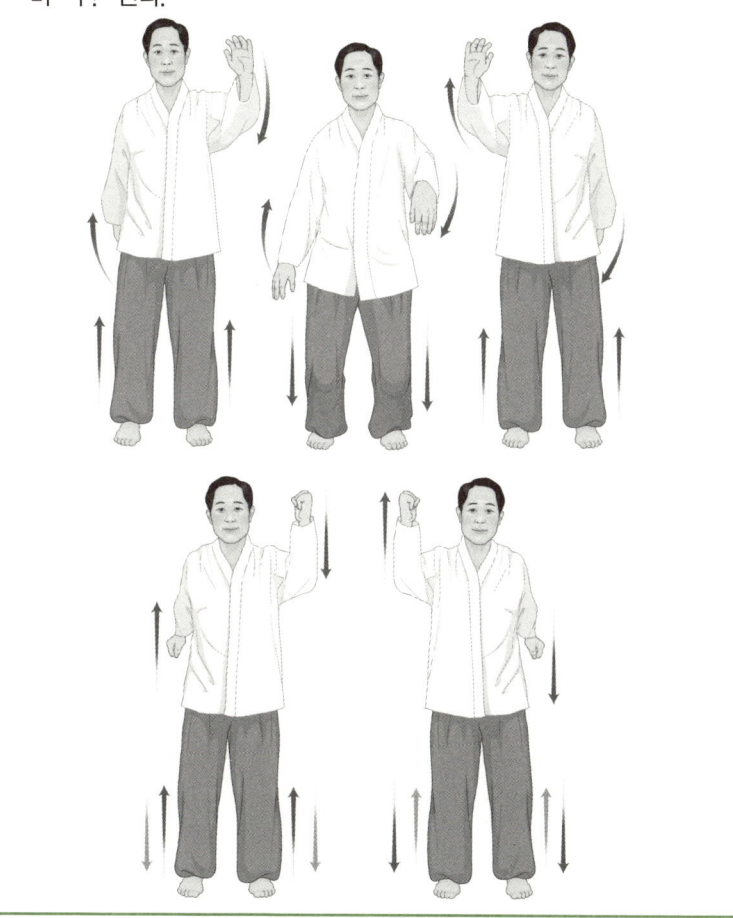

동작 5. 손뼉치기

팔을 돌려 손뼉을 강하게 치며 무릎을 굽힌다. 호흡은 세 박자로 20회 한다. 팔을 들어 돌리면서 '하아~' 하며 가볍게 손뼉을 쳐주고, 다시 팔을 돌려 손뼉을 강하게 치며 '낫!' 한다. 이때, 하단전에 힘을 주고, 다리를 굽힌다. 팔을 크게 휘둘러 손뼉을 강하게 치고, 호식을 짧고 강하게 할수록 운동 효과가 커진다.

심장의 기능을 극대화하고, 뇌의 혈액순환을 촉진하므로 심장질환이나 정신질환 환자에게 가장 좋은 운동이다.

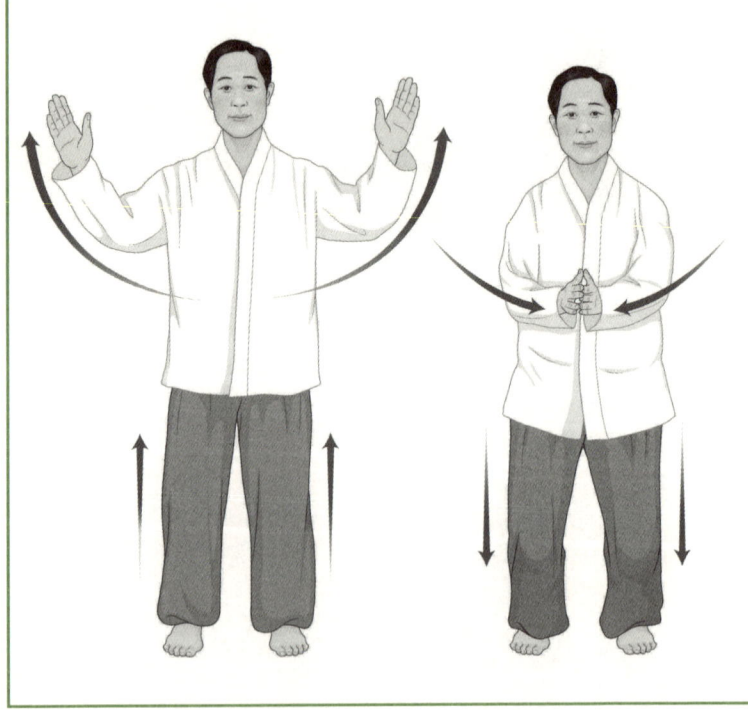

동작 6. 팔 돌리기(앞으로, 뒤로)

호흡은 한 박자로 20회씩 한다. 양 팔이 평행을 유지하도록 주의하며 돌린다. 팔을 돌릴 때, 중심을 가슴 앞에 둔다. 중심을 어깨에 두면 어깨에 무리가 가기 쉽다.
돌리는 중심이 심장과 멀어질수록 심장에는 부담이 가지만 기혈 순환은 촉진한다.

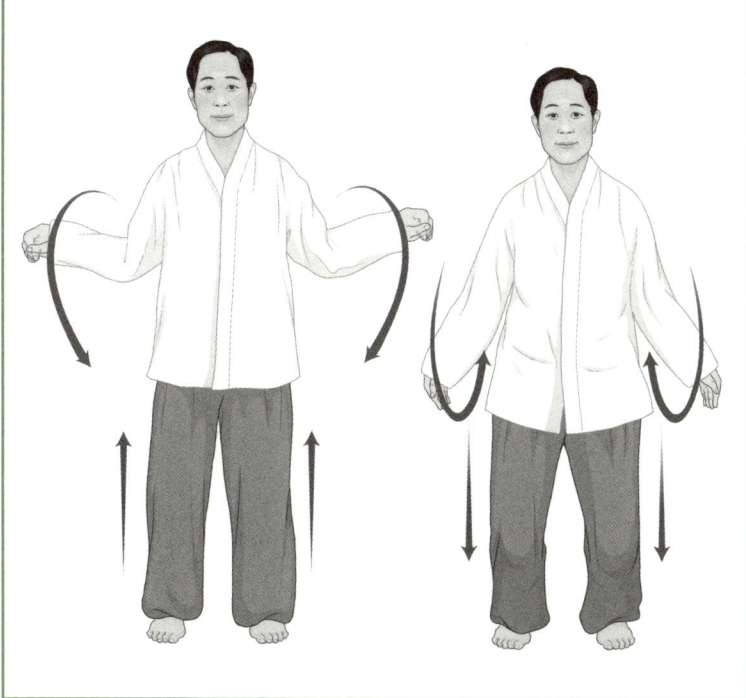

동작 7. 날개짓하기

1) 양 옆으로
2) 앞으로

호흡은 한 박자로 10회씩 한다. 날개를 내리고 무릎을 굽힐 때마다 하단전에 순간적인 힘을 주며 호식을 한다.

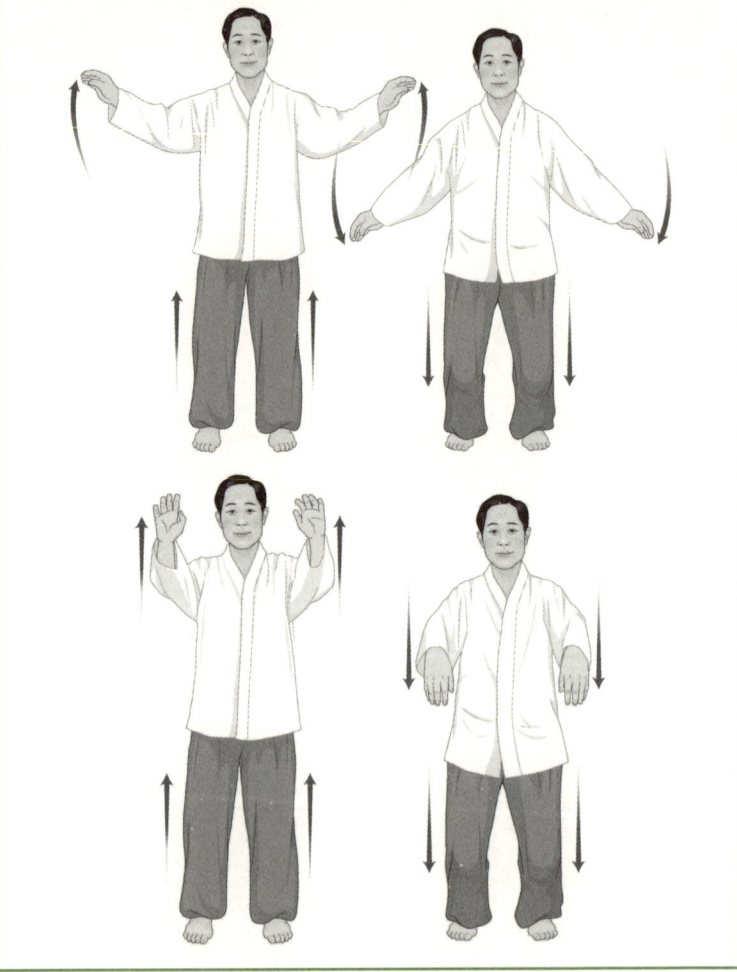

동작 8. 손 번갈아 밀기

1) 위
2) 앞
3) 양 옆
4) 아래

호흡을 한 박자로 하여 10회씩 한다. 손을 밀 때는 손가락을 펴고, 당길 때는 주먹을 쥔다. 위로 손을 밀 때는 힘이 들므로 속도를 약간 느리게 한다.
팔을 뻗을 때, 손가락을 힘차게 펴며 밀어줄수록 운동 효과가 커진다.

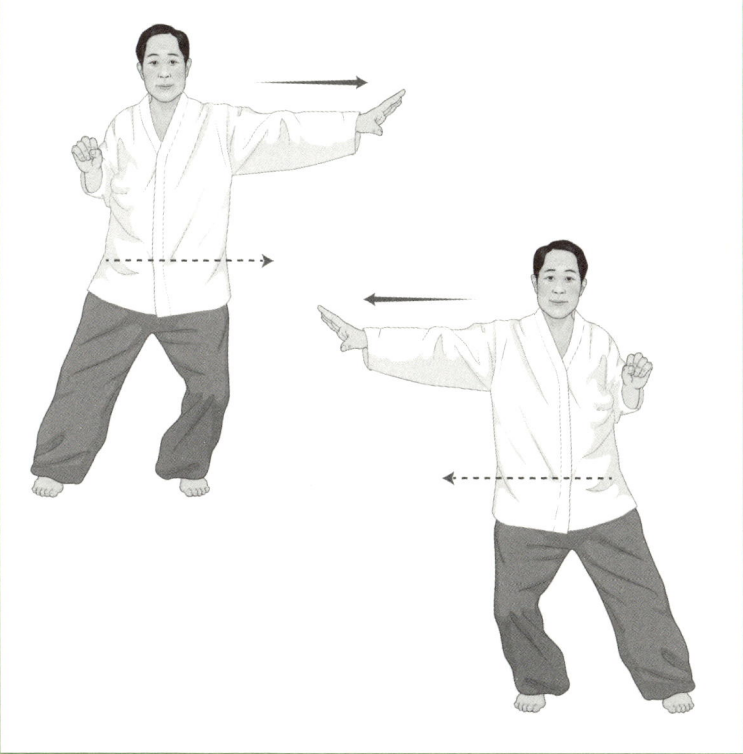

동작 9. 헤엄치기

손을 뻗을 때는 손가락을 펴고 당길 때는 주먹을 쥔다. 호흡은 길게 한 박자로 20회 한다.
손을 뻗을 때 손끝을 심장과 멀어지게 할수록, 손가락을 펼 때 힘차게 할수록 기혈 순환 효과가 커진다.

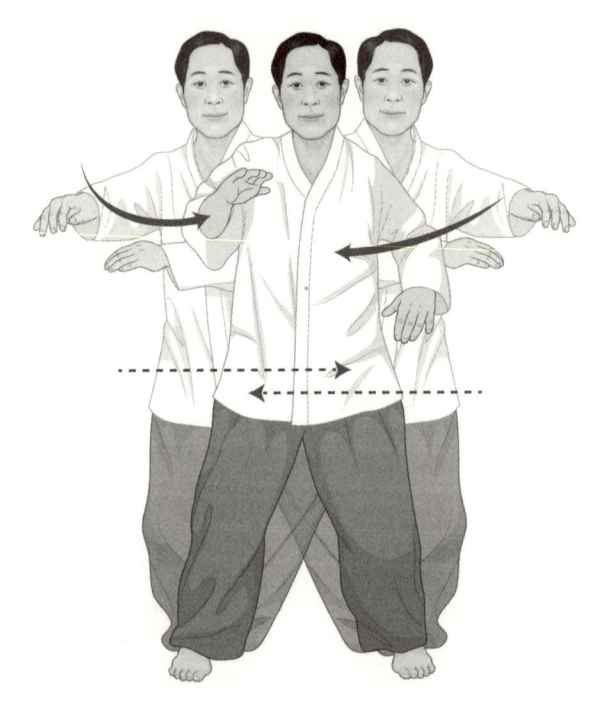

동작 10. 척추 강화하기 1단계(좌, 우)

두 팔을 든 채 왼쪽으로 틀어 올렸다가 되돌아온다. 이때 오른쪽 발꿈치를 살짝 들어준다. 호흡은 한 박자로 20회씩 한다. 상체를 틀어 올려 키를 늘이며 '해' 하고, 되돌아오며 '두!' 한다. 왼쪽을 한 뒤 오른쪽도 같은 횟수만큼 반복한다.

운동을 지속하는 동안 높이 든 팔의 자세는 그대로 유지하며 몸통과 발뒤꿈치만 움직인다. 척추 전체의 길이가 극대화되도록 척추의 회전 반경을 최소화한다. 올라가는 손끝의 높이가 높고 척추의 비틀림이 클수록 운동 효과가 커진다. 손이 올라갈 때 높이 올라간 손끝에 시선을 집중하며 힘을 주면 시력이 좋아진다.

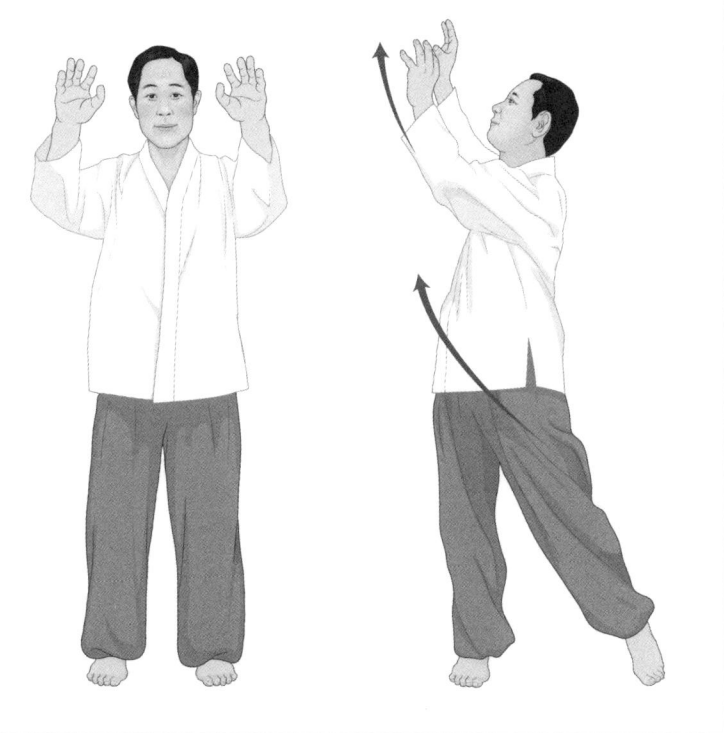

동작 11. 척추 강화하기 2단계(좌, 우)

척추 강화 1단계 자세에서 반동을 주어 더 높이 틀어준다. 호흡은 한 박자로 20회씩 한다. 지속적으로 손을 높이 들고 몸통을 틀어 올려 키를 늘릴수록, 척추의 비틀림이 클수록 운동 효과가 커진다.

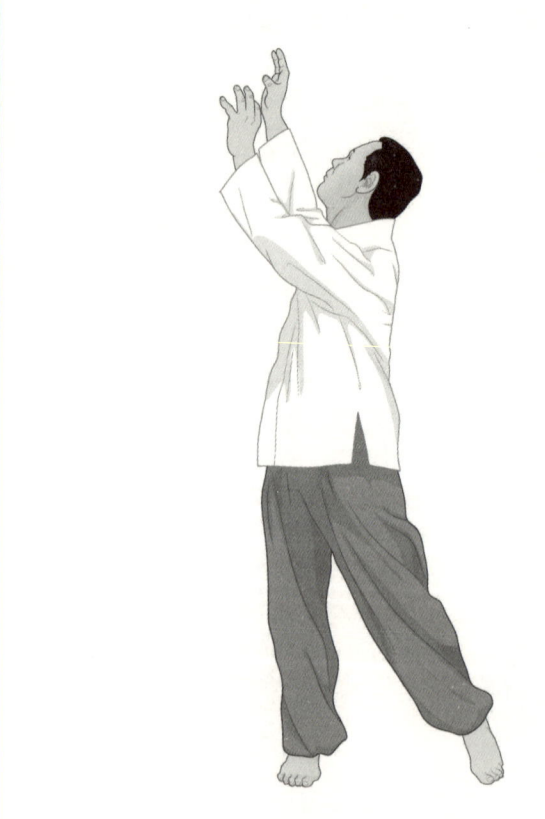

동작 12. 척추 강화하기 3단계(좌, 우)

2단계 자세에서 최대한 더 높게 틀어준 채, 긴 박자로 10회 호흡한다.
허리 강화 효과는 3단계 때 가장 크다. 척추를 틀어주는 회전 반경을 최소로 하며 키를 늘려 손가락의 높이가 높아질수록 운동 효과가 커진다.

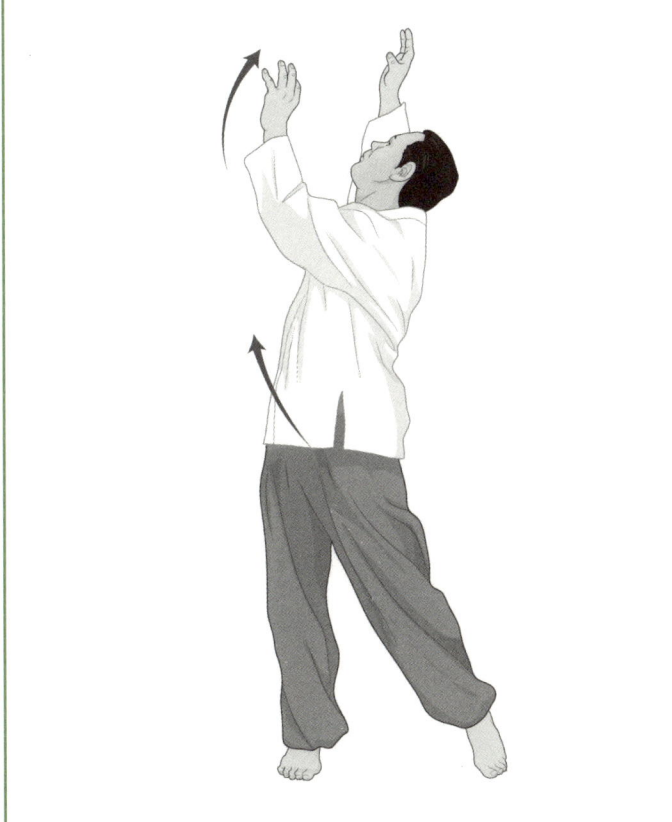

동작 13. 기마자세(동적, 정적)

발을 11자로 하고 뒤로 손깍지 낀 채, 기마자세를 유지한다. 등을 최대한 곧추 세우고 늘려 척추의 긴장을 유지한다. 호식은 한 박자로 20회씩 한다.
동적 운동에서는 무릎을 구부렸다 펴며 반동을 준다. 호식을 강하게 하고 상체를 힘차게 내릴수록 운동 효과가 커진다.
정적인 운동에서는 머리를 뒤로 젖히고, 가슴과 어깨를 펴 상단전과 하단전 간의 거리가 극대화되도록 긴장 상태를 유지하며 지속적으로 키를 늘일수록 효과가 커진다. 힘 안 들이고 기 순환을 잘 시킬 수 있는 동작이므로 횟수를 50~100회로 늘린다.

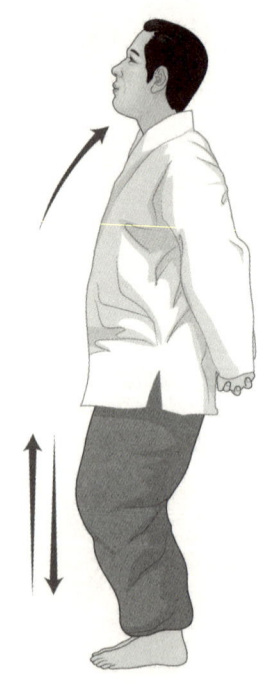

동작 14. 무릎 잡고 상체 숙이기(동적, 정적)

등은 곧게 편 상태에서 무릎을 잡는다. 척추의 길이를 늘려 긴장을 유지하고, 상체를 숙이는 만큼 머리를 들어주면 일자 목 개선 효과가 커진다. 호흡은 한 박자로 20회씩 한다.
동적 운동에서는 무릎 반동으로 상체를 힘차게 내리며 한다. 정적 운동에서는 상체를 지속적으로 젖히며 한다.
무릎 인대 강화 효과가 큰 운동이다. 힘 안 들이고 기 순환을 잘 시킬 수 있는 자세이므로 횟수를 50~100회로 늘린다.

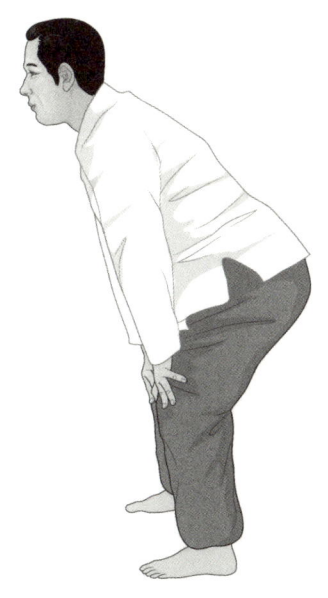

2 앉아서 하는 운동

동작 15 ~ 동작 50

동작 15. 손·발가락으로 짚기(동적, 정적)

몸을 숙여 손·발가락으로 지탱한다. 호흡은 한 박자로 20회씩 한다. 동적 운동에서는 몸통 전체에 반동을 준다. 체력이 생겨 익숙해지면 50~100회로 횟수를 늘려나간다.
손·발가락을 짚고 하는 모든 운동은 기혈 순환 운동 효과가 가장 크다. 손가락으로 짚으면 상체의 기 순환이, 발가락으로 짚으면 하체의 기 순환이 촉진된다.

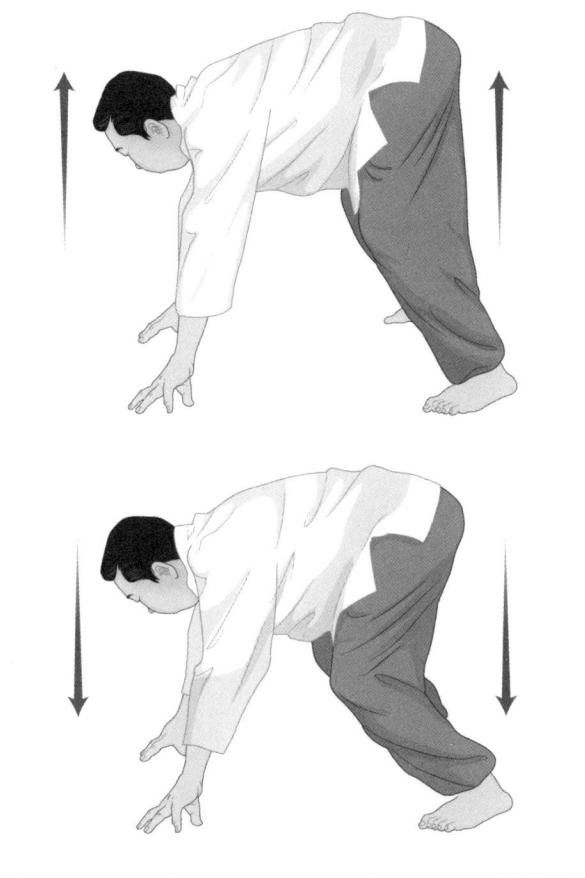

동작 16. 쪼그려 앉기(동적, 정적)

쪼그리고 앉아 손가락으로 바닥을 짚는다. 양 발 간격을 적당히 띄워 11자로 나란히 하고, 양 정강이도 나란하게 할 때 무릎연골과 인대가 보호된다. 지속적으로 상체를 젖혀 키를 늘리며, 어깨와 팔로 몸통을 눌러 하단전으로 기운을 모으며 한다.
호흡은 한 박자로 하여 20회씩 한다.
동적 운동에서는 호식을 할 때마다 머리와 상체를 들어 젖히거나 엉덩이를 내리며 반동을 준다.

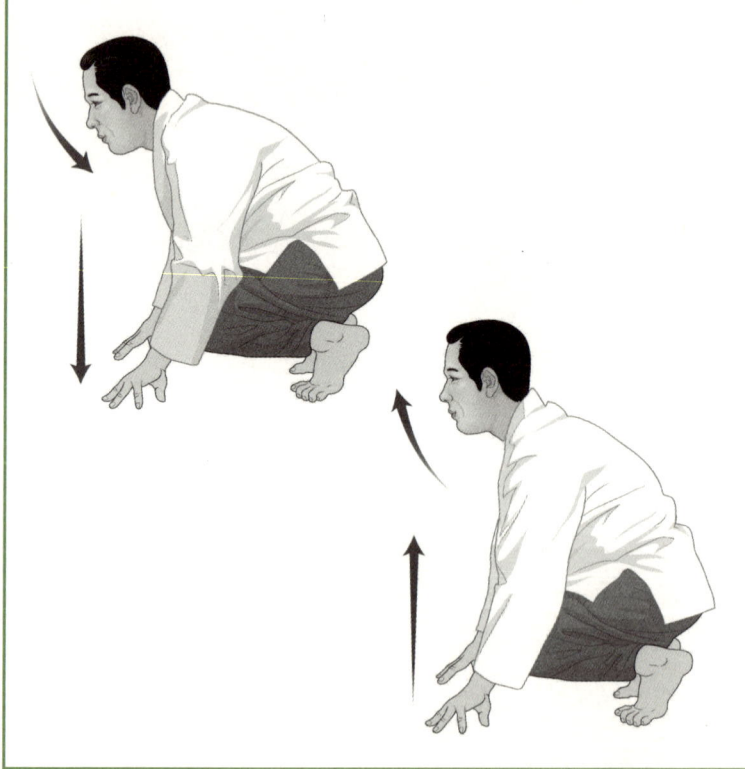

동작 17. 무릎 꿇기(동적, 정적)

무릎을 꿇은 채 손가락으로 무릎 앞쪽 바닥을 짚는다. 양 정강이는 나란해야 한다. 상체를 젖혀 척추를 최대한 긴장시킨다. 호흡은 한 박자로 20회씩 한다.
동적 운동에서는 호식을 할 때마다 엉덩이를 내리며 반동을 준다. 이때에도 머리와 상체는 지속적으로 곧추세운다.

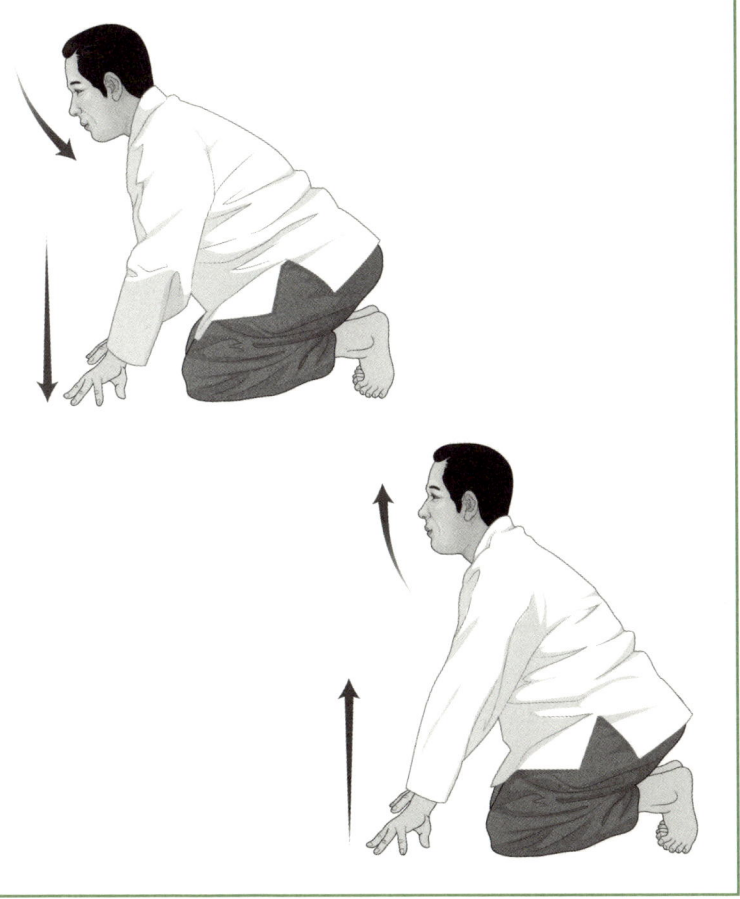

동작 18. 고양이 자세(동적, 정적)

무릎을 꿇고 손가락으로 바닥을 짚은 채, 등을 최대로 둥글린다. 호흡은 한 박자로 20회씩 한다.
동적 운동에서는 팔을 굽혀 반동을 준다. 정적 운동에서는 둥글린 등과 허리를 더욱 위로 끌어올려 지속시킨다.

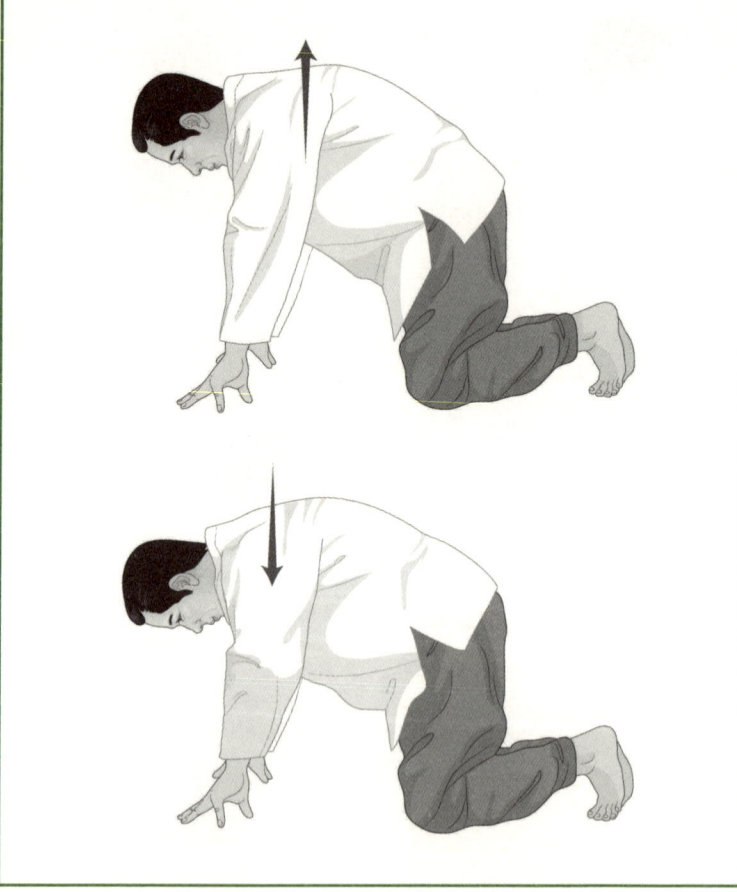

동작 19. 낙타 자세(동적, 정적)

무릎과 손으로 바닥을 짚은 채, 머리는 들고 허리는 최대로 낮춘다. 호흡은 한 박자로 20회씩 한다.
동적 운동에서는 팔을 굽혀 상체에 반동을 준다. 정적 운동에서는 지속적으로 머리는 뒤로 젖히고, 허리는 아래로 길게 내린다. 척추가 늘어나도록 힘을 주어 모든 척추 뼈가 긴장을 유지하도록 한다.

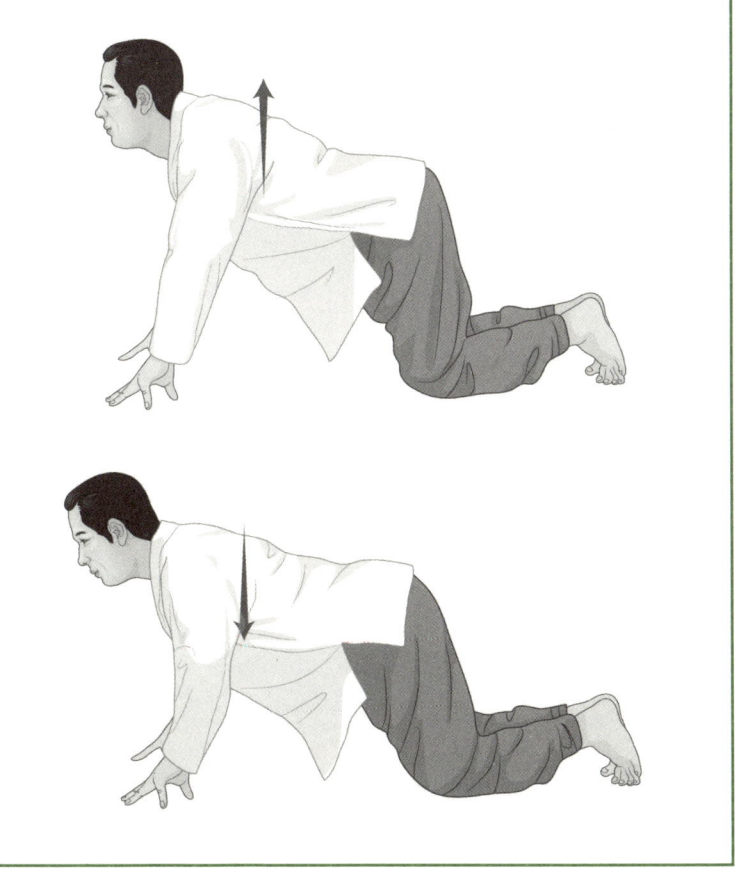

동작 20. 엎드려뻗치기(동적, 정적)

발가락과 손가락으로 지탱한 채, 엎드려뻗친다. 키를 늘이며 척추의 긴장이 유지되도록 한다. 호흡은 한 박자에 20회씩 한다.
동적 운동에서는 발가락에 자극이 가도록 몸통을 수평으로(앞뒤로) 움직여 반동을 준다.
손가락으로 짚고 하기가 어려우면 주먹으로 짚고 한다.

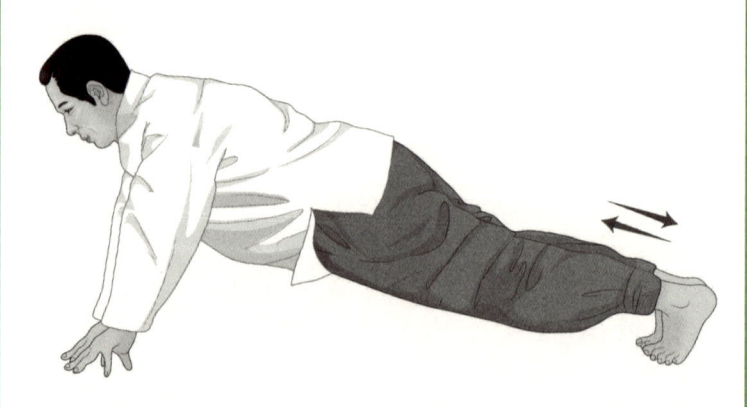

동작 21. 무릎 대고 상체 들기

주먹과 무릎으로 지탱한다. 발등은 바닥에 댄다. 호흡은 한 박자로 20회 한다.
척추를 늘린다는 생각으로 상체를 곧추 세운 채 지속한다.
체력이 증가하면 무릎을 바닥에 대지 않고 한다.

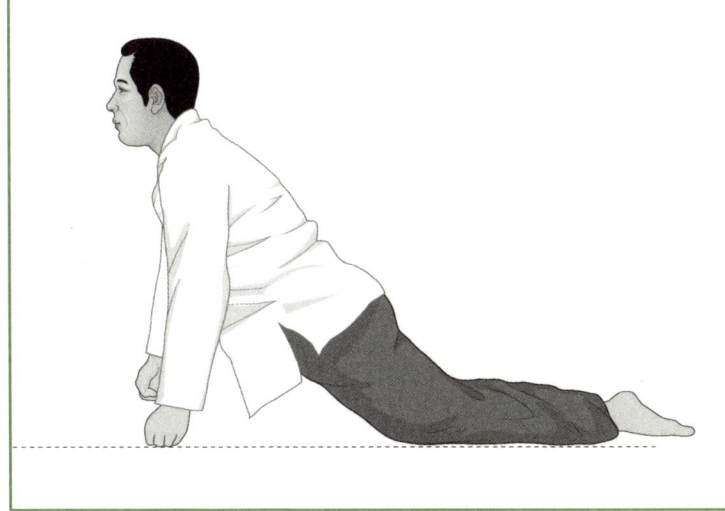

동작 22. 엎드려 엉덩이 뒤로 빼기

쪼그려 앉아 손가락을 멀리 짚고 엉덩이를 뒤로 뺀다. 호흡은 한 박자로 20회 한다.
호식을 짧고 강하게 하고, 팔과 어깨의 반동으로 상체를 힘차게 내릴수록 효과가 커진다.

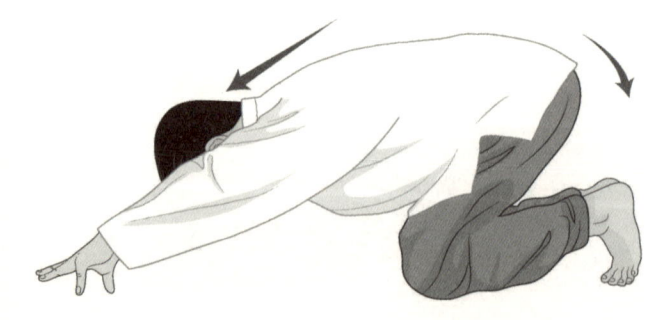

동작 23. 엎드려 상체 좌우로 내리기

동작 22에서 상체를 좌우로 번갈아 힘차게 내린다. 호흡을 한 박자로 하여 20회 한다.
호식을 짧고 강하게 하고, 상체를 힘차게 내릴수록 효과가 커진다.

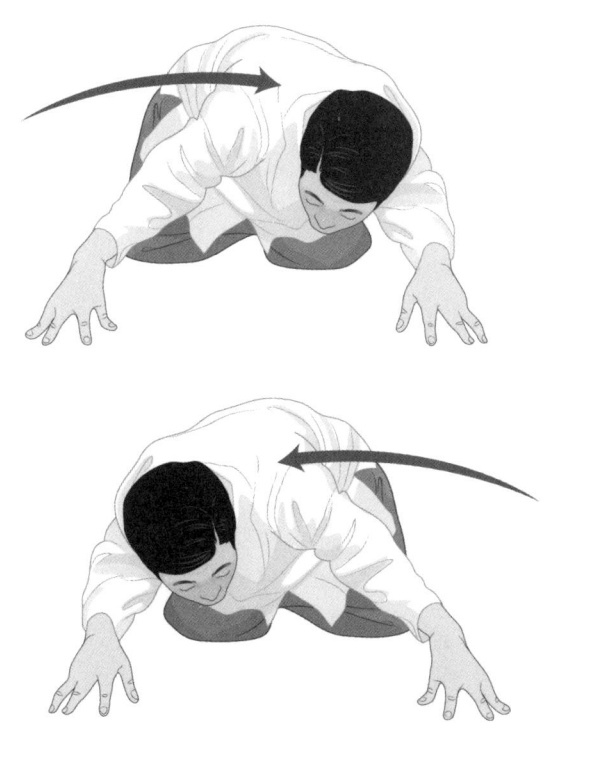

동작 24. 무릎 꿇고 상체 젖히기(동적, 정적)

무릎 꿇고 뒤로 손을 깍지 낀 채, 키를 늘린다는 생각으로 상체를 지속적으로 뒤로 젖힌다. 호식은 한 박자로 20회씩 한다.
동적 운동에서는 상체를 들었다 내리며 반동을 준다. 정적 운동에서는 지속적으로 상체를 뒤로 젖힌다.

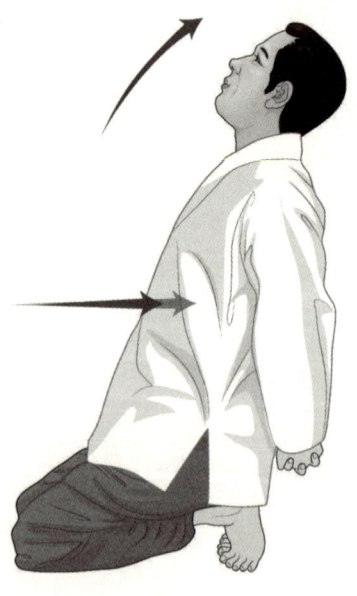

동작 25. 무릎 꿇고 뒤로 손 짚기

무릎 꿇고 앉아 뒤로 손을 짚는다. 가슴과 어깨를 펴고 상체를 지속적으로 뒤로 젖힌다. 호흡은 한 박자로 20회 한다.
하단전으로 기운을 모으며 하고, 가슴을 내밀며 동적으로 운동해도 된다.

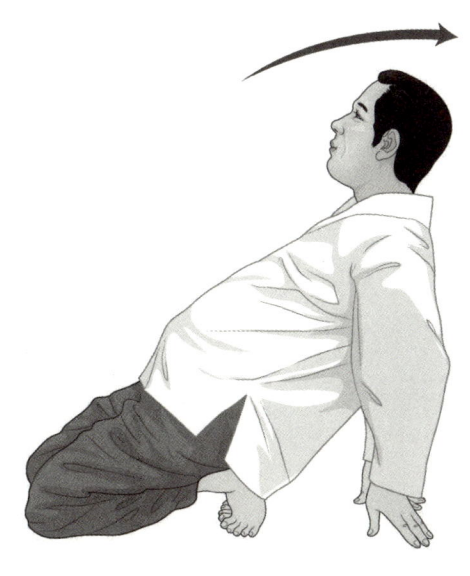

동작 26. 손·발가락 뒤로 짚기(동적, 정적)

앉은 상태에서 발가락과 손가락으로 지탱한 채 엉덩이를 든다. 키를 늘린다는 생각으로 척추의 긴장을 유지한다. 호흡은 한 박자로 20회씩 한다.
동적 운동에서는 발가락으로 버티며 엉덩이를 상하로 움직여 반동을 준다. 정적 운동에서는 허리를 들고 아랫배에 힘을 주어 불룩 나오도록 한다. 호식을 강하게 하면 할수록 운동 효과가 커진다.

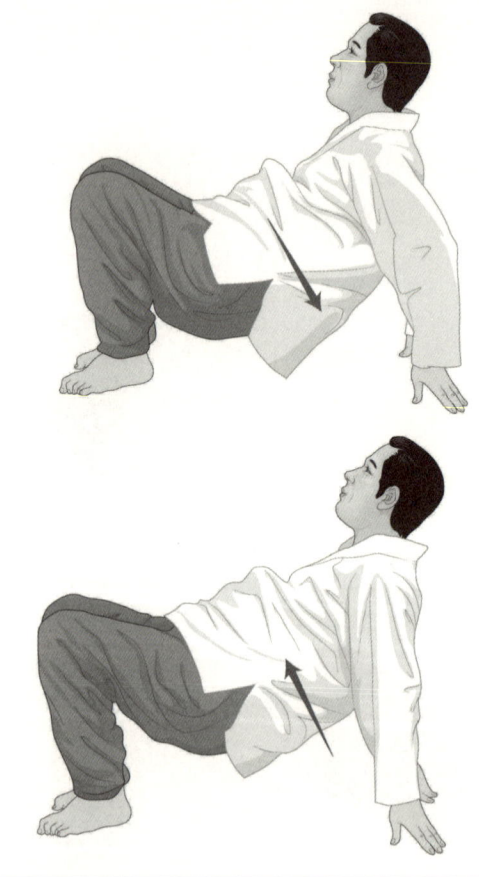

동작 27. 무릎 싸잡기(동적, 정적)

등을 곧추 세운 채 앉아 무릎을 싸잡는다. 이 때, 상체를 최대한 세워 키를 늘린다. 호흡은 한 박자로 20회씩 한다.
동적 운동에서는 호식을 할 때마다 상체를 뒤로 젖혀준다. 정적 운동에서는 무릎을 지속적으로 싸잡아 당기면서 상체는 지속적으로 뒤로 젖혀 최대한 긴장시킨다.

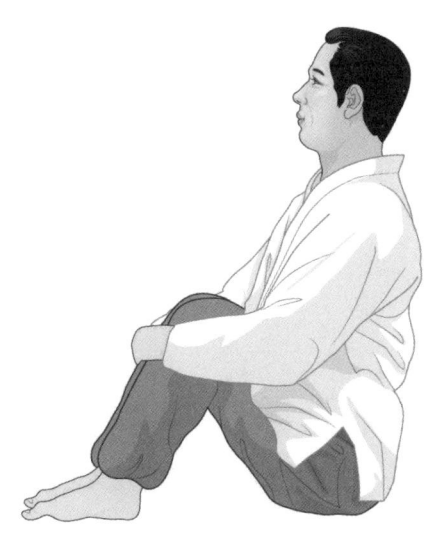

동작 28. 발 싸잡기(동적, 정적)

발바닥을 마주한 채, 앉아 양 발을 두 손으로 싸잡고 상체를 뒤로 젖힌다. 호흡은 한 박자로 20회씩 한다.
동적 운동에서는 호식을 할 때마다 상체를 뒤로 젖혀준다. 정적 운동에서는 가슴과 어깨를 펴고 상체를 지속적으로 뒤로 젖히며 한다. 척추를 최대한 늘린 상태를 유지한다.

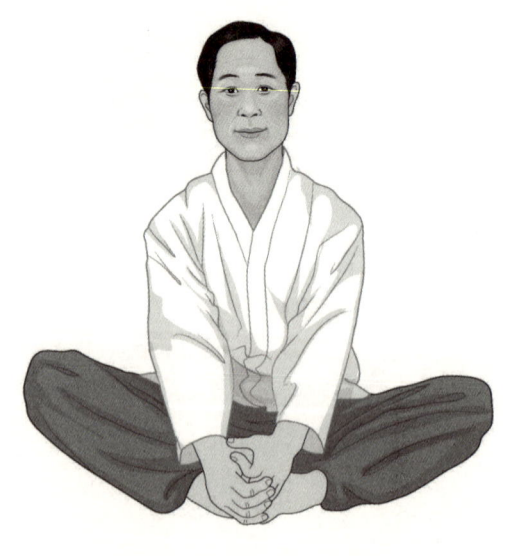

동작 29. 발 싸잡고 상체 숙이기(동적, 정적)

동작 28에서 턱은 든 채, 상체를 숙인다. 호흡은 한 박자로 20회씩 한다.
동적 운동에서는 호식과 함께 상체에 반동을 준다. 정적 운동에서는 배를 바닥에 닿게 한다는 생각으로 상체를 최대한 숙인다. 턱을 들고 허리를 최대한 펴야 효과 있다.

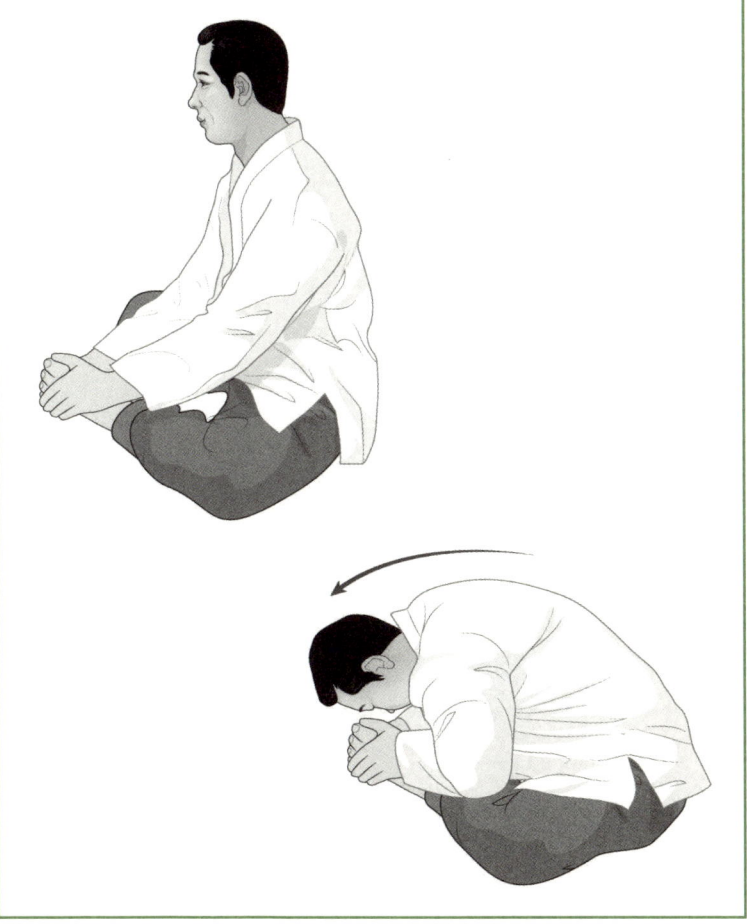

동작 30. 뒤로 손 짚고 발목으로 버티기

동작 28에서 뒤로 손 짚고 발목으로 버티며 상체를 높이 든다. 호흡은 한 박자로 20회 한다.
상체는 지속적으로 곧추 세운 채, 어깨와 팔로 몸통을 눌러 하단전으로 기운을 모으며 한다.

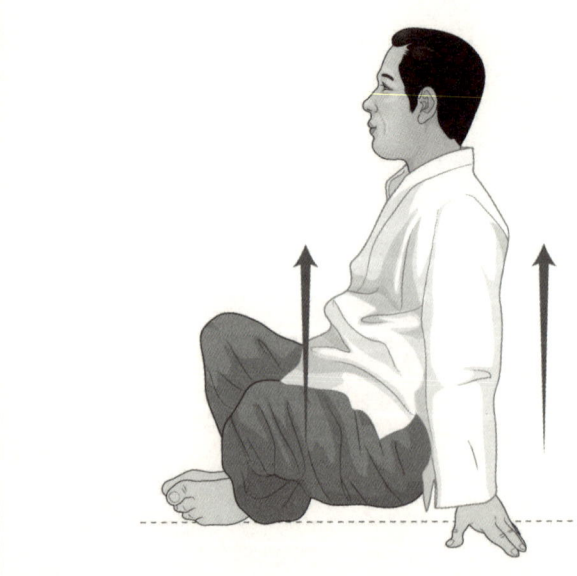

동작 31. 발뒤꿈치 위에 엉덩이 얹기

두 발의 간격을 적당히 띄우고 무릎이 벌어지지 않도록 양 정강이를 나란하게 한 뒤, 발뒤꿈치에 엉덩이 얹고 손가락을 뒤로 짚어 지탱한다. 머리를 젖히고 척추를 세운다.
호흡은 한 박자로 하여 20회 한다. 상체를 지속적으로 뒤로 젖히며 호식을 할 때마다 배를 내밀면 기 순환 효과가 커진다.

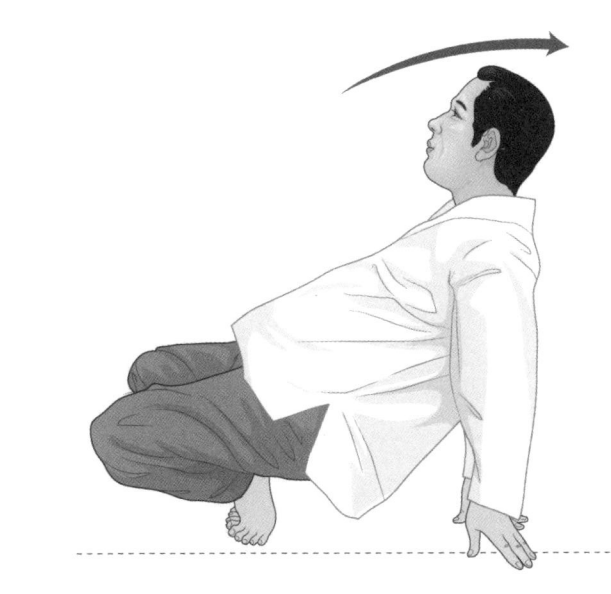

동작 32. 가부좌하고 상체 젖히기(동적, 정적)

가부좌 상태에서 손으로 무릎을 누르며 상체를 뒤로 젖혀 키를 늘린다. 호흡은 한 박자로 하여 20회씩 한다.
동적 운동에서는 호식을 할 때마다 상체를 젖히며 곧추 세운다. 정적 운동에서는 머리를 젖히며 높일수록 운동 효과가 커진다.

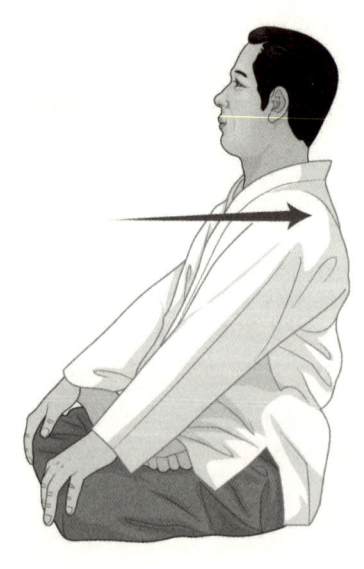

동작 33. 가부좌 하고 손 뒤로 짚기

가부좌 한 채 손을 뒤로 짚고 엉덩이를 든다. 허리는 곧추 세운다. 호흡은 한 박자로 20회 한다.

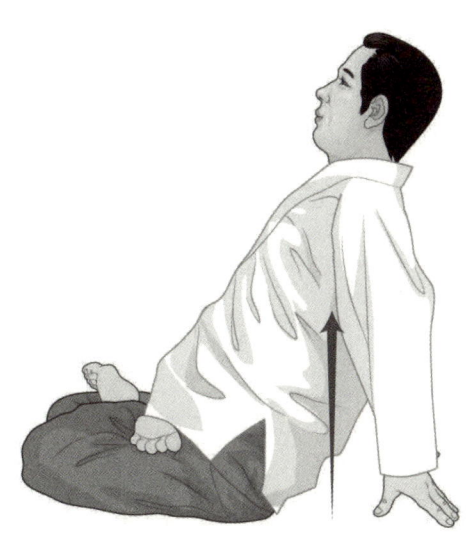

동작 34. 가부좌하고 상체 돌리기(좌, 우)

가부좌 자세에서 양 손으로 무릎을 잡고 상체를 돌려준다. 호흡은 길게 한 박자로 20회씩 한다.
좌측으로 돌릴 때는 좌측 45도 방향으로, 우측으로 할 때는 우측 45도 방향으로 긴 타원형의 궤도를 그리도록 한다. 상체가 앞으로 나갈 때 턱을 들어 척추를 끌어 늘려주면 척추와 골반을 풀어주는 효과가 커진다.
좌우 뇌 사이의 기혈 순환을 촉진할 수 있는 운동이며, 서서 할 때보다 운동 효과가 크다.

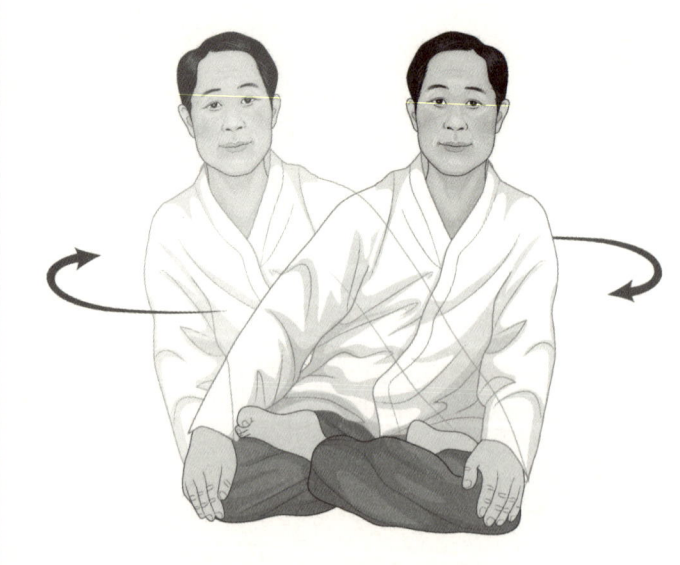

동작 35. 앉아서 하는 척추 강화 운동(좌, 우)

가부좌 상태에서 몸통을 틀어 왼 손은 골반 뒤쪽 바닥을 짚고, 오른 손등은 왼쪽 허벅지 바깥쪽에 댄다. 상체를 틀어 올리며 척추를 강화한다. 반대쪽으로도 똑같이 한다. 호흡은 한 박자로 20회씩 한다. 척추의 틀어짐이 클수록 운동 효과가 커진다. 상체를 틀어줄 때 손으로 무릎을 밀어 그 반동으로 상체와 반대 방향으로 하체가 회전할 수 있도록 하면 척추 강화 효과가 더 커진다.

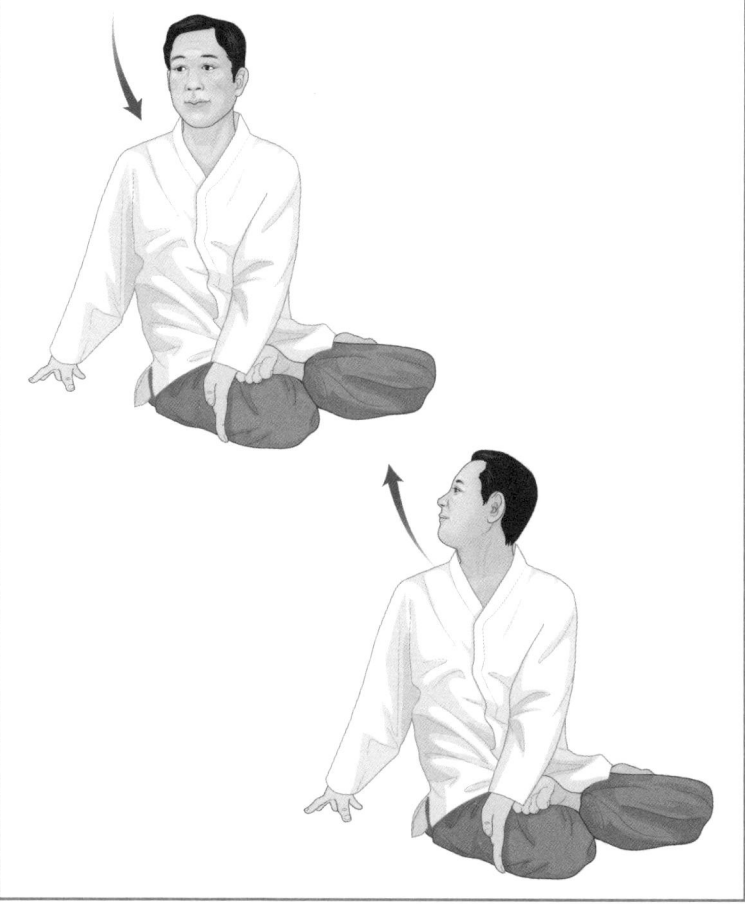

동작 36. 가부좌하고 앞으로 손 짚기(앞뒤, 반동)

가부좌 한 채로 엎드려 무릎과 손가락으로 몸을 지탱한다. 턱을 들어 상체를 앞으로 올리며 척추의 만곡을 유도한다. 호흡은 한 박자로 20회씩 한다.
앞뒤로 운동할 때는 호흡을 길게 한 박자로 한다. 반동을 주며 할 때는 짧게 한 박자로 한다.
유연하게 움직여주면 척추와 골반을 풀어주고 강화하는 효과가 커진다.

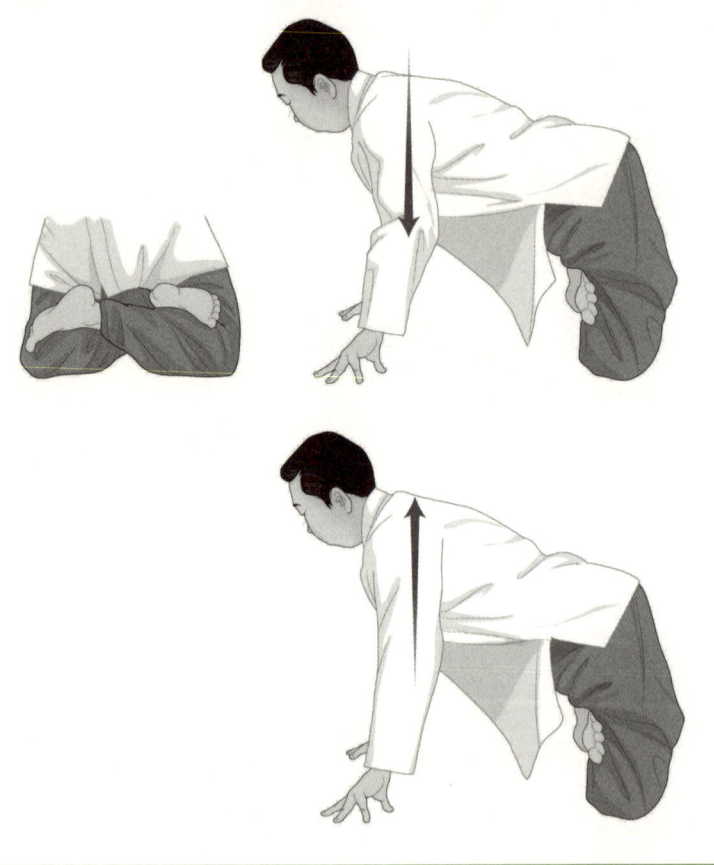

동작 37. 가부좌하고 엉덩이 들기

가부좌 한 채, 양 손 뒤로 짚어 엉덩이를 높이 들었다 내려놓는다. 호흡은 세 박자로 10회 한다. 엉덩이를 들며 '하~애' 하고, 내려놓으며 '낫!' 한다. 놓을 때의 반동으로 무릎이 들릴 수 있도록 긴장을 풀고 한다.
변비 예방 효과가 크고, 척추디스크와 전립선을 강화한다. 요실금 방지에도 도움이 된다.

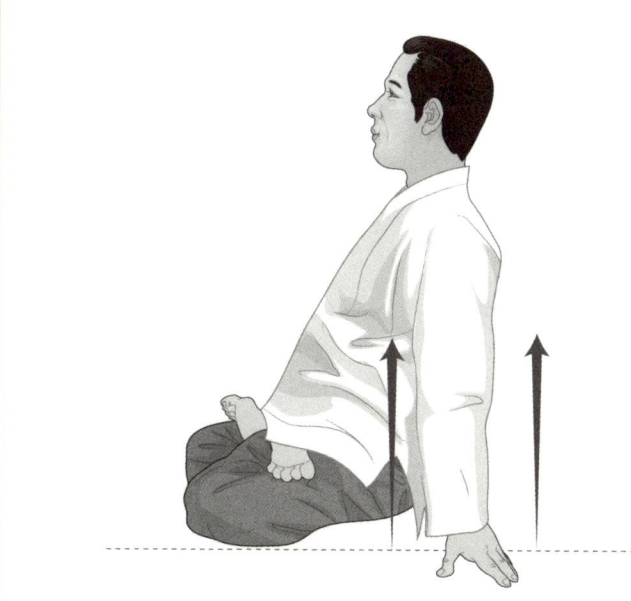

동작 38. 가부좌하고 상체 숙이기(동적, 정적)

가부좌 자세에서 뒤로 손깍지 낀 채, 상체를 숙인다. 고개를 들고 허리를 편다. 상체를 깊이 숙여 아랫배를 눌러주어 복압이 커지도록 한다. 호흡은 길게 한 박자로 20회씩 한다.
동적 운동에서는 몸통을 위아래로 움직이며 반동을 준다. 정적 운동에서는 가슴을 바닥에 가까이 할수록 운동 효과가 커진다.
상체를 숙일 때, 턱을 들어 척추 전체를 앞으로 끌어주면 목과 허리, 골반의 척추를 풀어주는 효과가 커진다.

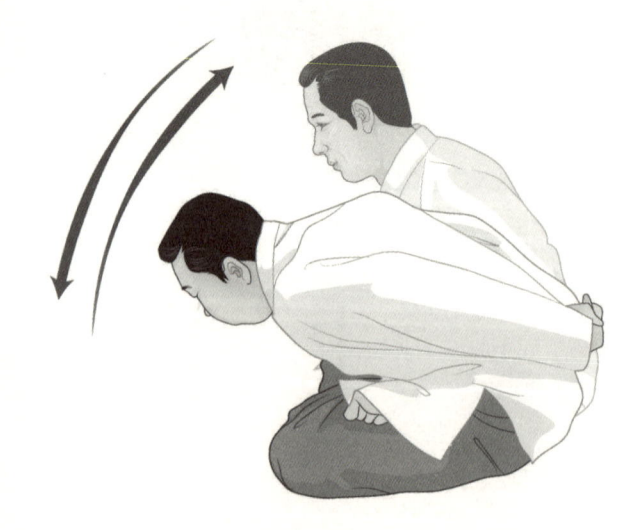

동작 39. 무릎 풀기

다리를 쭉 뻗고 앉아 손으로 무릎을 흔들며 풀어준다. 호흡은 한 박자로 20회 한다.
흔들어 주는 팔과 다리에 힘을 주며 하면 효과가 커진다.

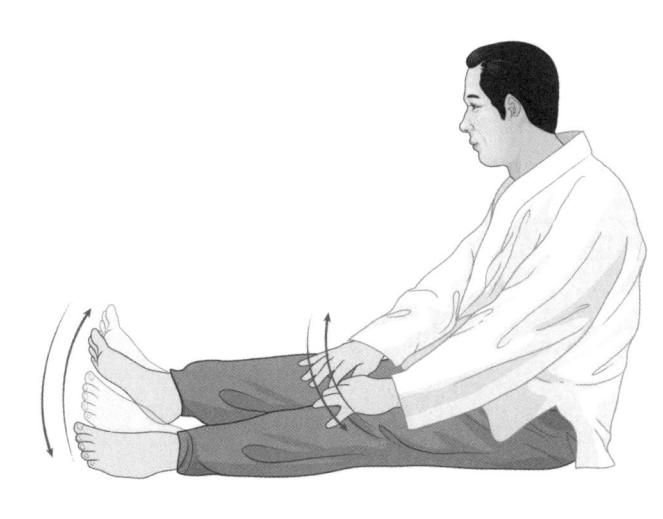

동작 40. 무릎 들기

1) 번갈아
2) 동시에

다리를 펴고 앉은 자세에서 손을 뒤로 짚고 무릎을 번갈아 또는 동시에 들었다 내려놓는다. 호흡은 한 박자로 하여 20회씩 한다. 발가락에 힘을 주며 운동을 하면 효과가 커진다. 골반이나 다리의 변형을 바로잡기 위한 운동으로 할 경우에는 50~100회 한다.

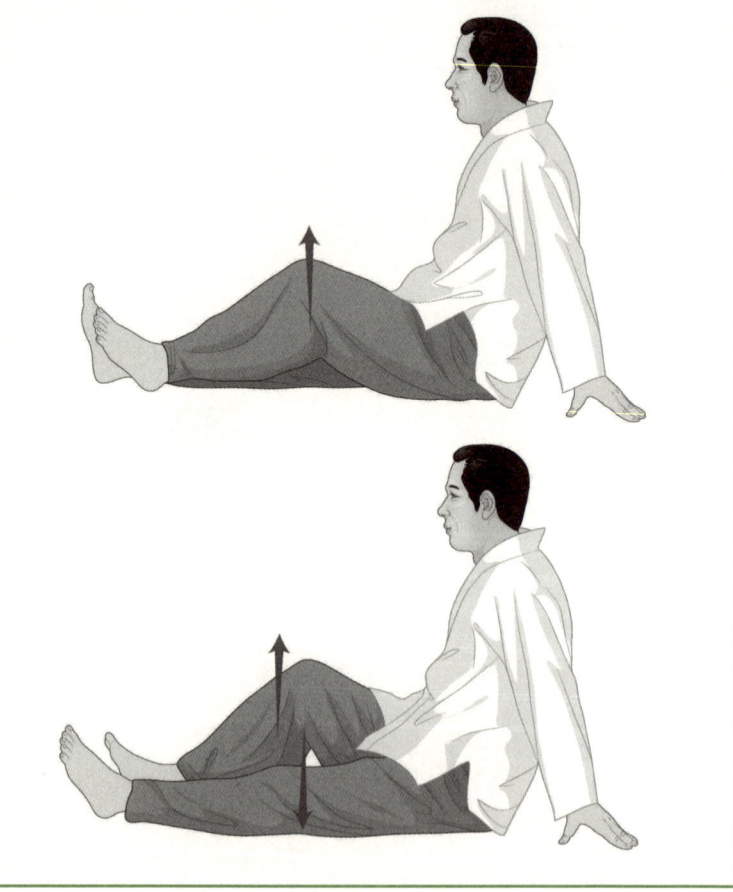

동작 41. 발 마주치기

동작 40의 자세에서 발을 좌우로 움직이며 마주친다. 호흡은 한 박자로 하여 20회 한다.
발가락에 힘을 주며 운동을 하면 효과가 커진다. 골반이나 다리의 변형을 바로잡기 위한 운동으로 할 경우에는 50~100회 한다.

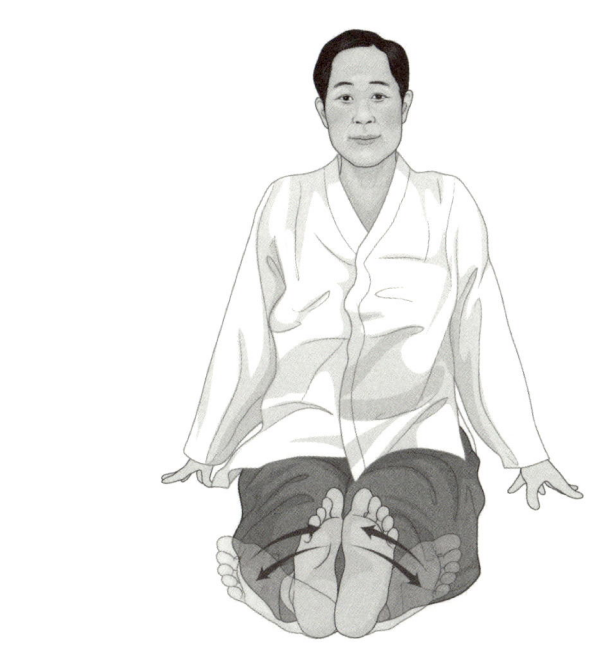

동작 42. 팔 뻗어 상체 숙이기

다리 모으고 앉아 두 팔을 앞으로 뻗은 채 상체를 숙인다. 호흡은 길게 한 박자로 하여 10회 한다.

상체를 숙이는 정도를 늘려 발가락 위로 나가는 손의 길이가 점차로 길어지도록 한다. 턱을 들고 키를 늘이며 상체를 숙이되, 손의 방향을 위로 올라가게 하여 허리의 만곡을 유도하며 유연하게 움직여주면 목과 허리, 골반의 척추를 풀어주는 효과가 커진다.

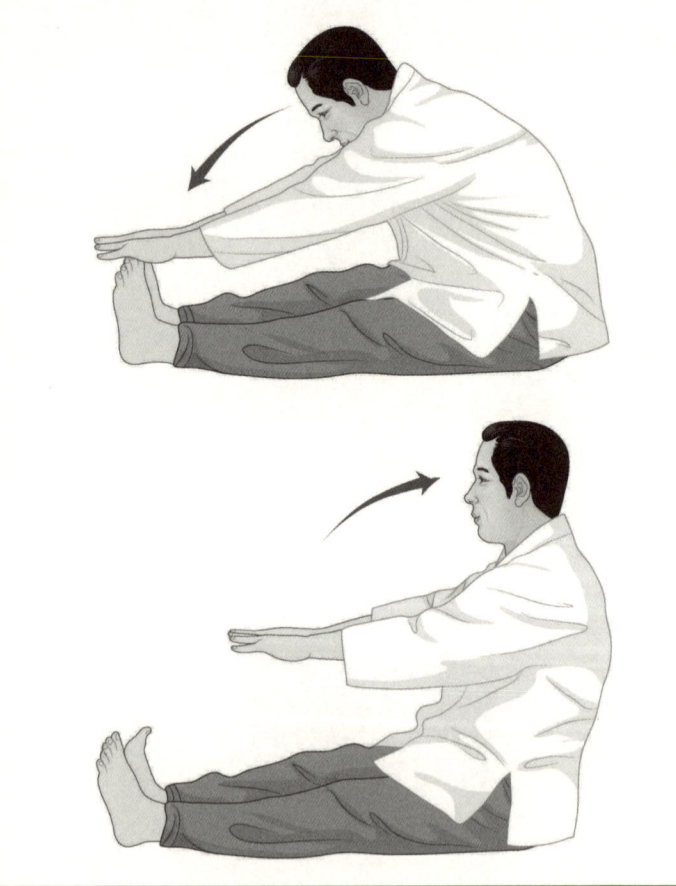

동작 43. 발 잡고 상체 숙이기

동작 42에서 발을 잡는다. 호식은 한 박자로 하여 20회 한다.
상체를 숙일 때, 아랫배를 눌러주면 기 순환을 촉진한다. 발가락은 바깥쪽으로 밀고 손가락으로는 잡아당기며 척추의 긴장을 유지한다. 상체를 숙일 때 턱을 들고 척추를 앞으로 끌어줄수록 운동 효과가 커진다.

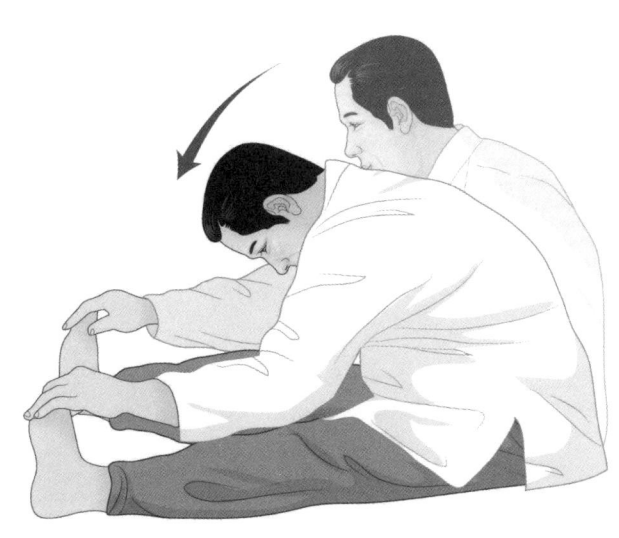

동작 44. 다리 벌리고 앉아 상체 숙이기

발을 넓게 벌리고 앉아 손으로 발가락을 잡은 채 상체를 숙여준다. 호식을 한 박자로 20회 한다.
발가락으로는 밀고 손가락으로는 당겨 척추의 긴장을 유지한다. 상체를 숙이는 만큼 턱을 들고, 척추를 앞으로 끌며 가슴이 바닥에 가까워질수록 효과가 커진다.

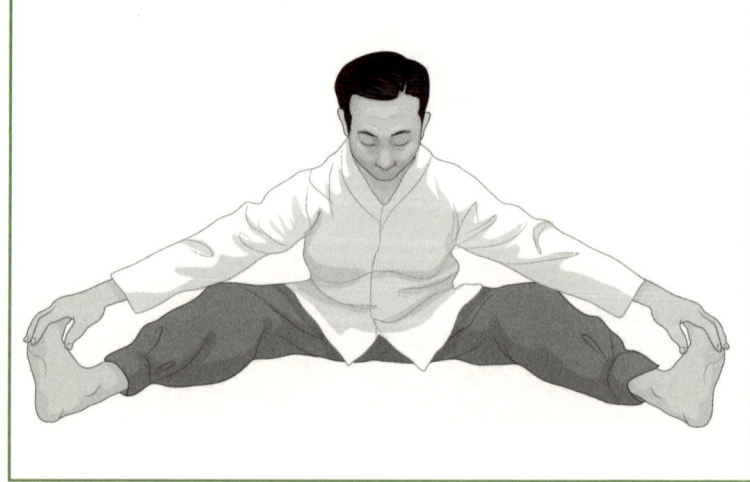

동작 45. 무릎 싸잡아 흔들기(좌, 우)

다리 벌리고 앉아 두 손으로 한 쪽 무릎을 감싸고 상하로 빠른 속도로 흔들어 바닥에 힘차게 쳐준다. 호흡은 한 박자로 20회씩 한다. 발은 언제나 바로 세워야 하고, 발가락에 힘을 주며 하면 운동 효과가 커진다.

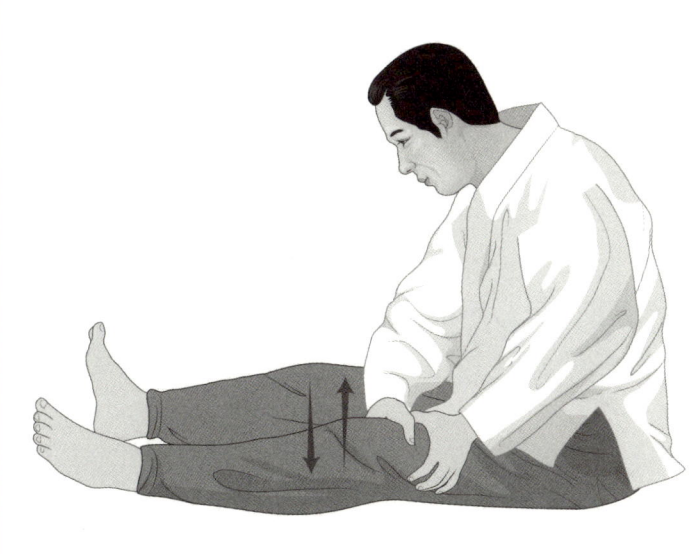

동작 46. 무릎 누르기(좌, 우)

1) 한 손으로 발 잡고, 나머지 한 손으로 무릎 누르기
2) 두 손으로 무릎 싸잡고 누르기

다리를 최대로 벌리고 앉아 한 손으로 발을 바로 세우고 다른 한 손으로 무릎을 힘차게 누르며 사랑의 에너지를 보낸다. 운동하지 않는 발은 언제나 바로 세워야 무릎 연골이 보호된다. 호흡은 한 박자로 20회씩 한다.

팔이 발에 닿지 않는 사람은 정강이를 잡고 한다. 눌러서 무릎이 바닥에 닿도록 한다. 상체를 숙일 때 턱을 들어 키를 늘이며 척추를 끌어주고 아랫배를 눌러주어 복압을 늘린다.

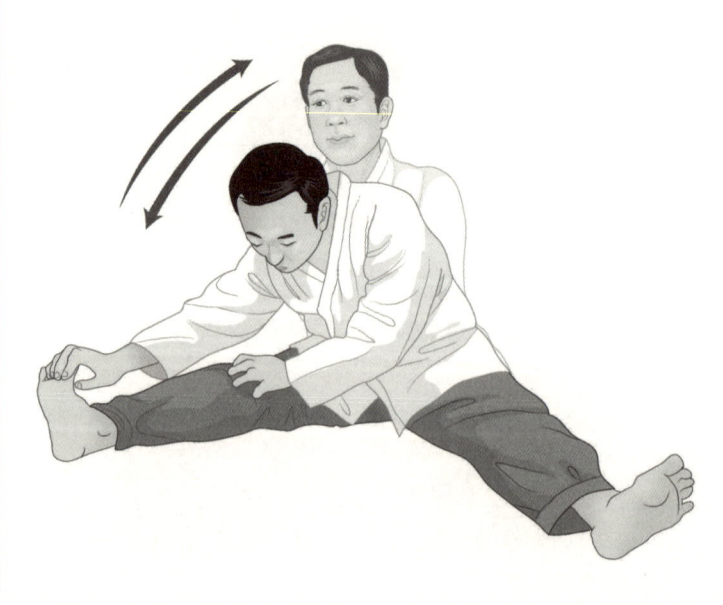

동작 47. 발 관절 풀기(좌, 우)

1) 돌리기
2) 앞뒤로 밀기

좌측 발을 우측 다리 위에 얹고 손·발가락 깍지를 낀 채, 돌려주고 앞뒤로 밀어준다. 다리를 바꿔서도 똑같이 한다. 호흡은 한 박자로 10회씩 한다.

손과 발의 관절이 동시에 함께 풀어지도록 동작을 절도 있게 크게 해 준다. 발을 돌리거나 밀 때 머리를 들어 키를 늘리며 상체를 숙여 복압을 줄수록 운동 효과가 커진다. 좌측을 먼저 순서대로 하고, 다음에 우측을 순서대로 한다.

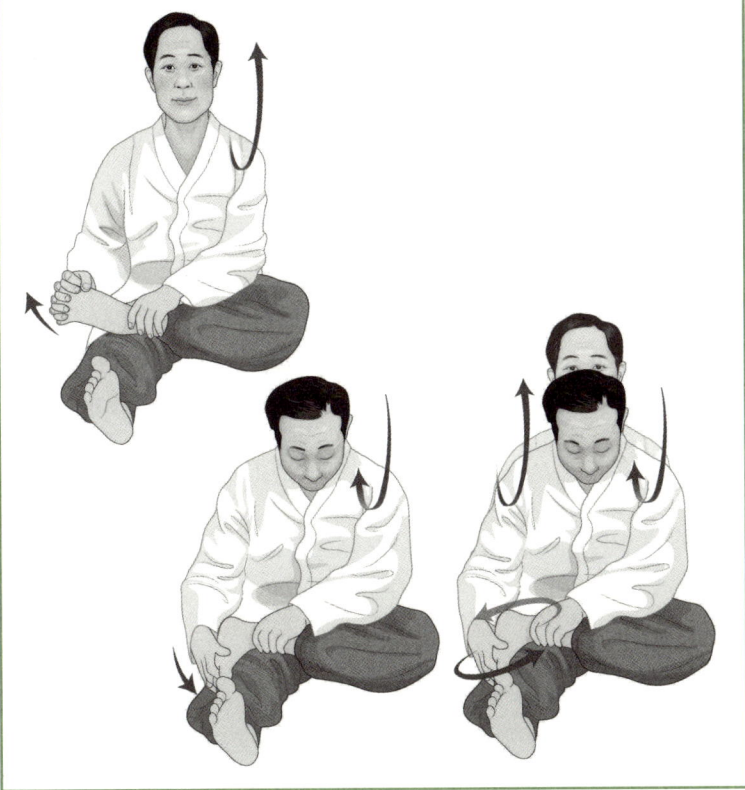

동작 48. 용천 두드리기(좌, 우)

1) 주먹
2) 손바닥

동작 47의 자세로 발바닥을 두드린다. 호흡은 세 박자로 10회씩 한다.
팔의 회전 반경을 극대화하여 야구방망이 휘두르듯이 힘차게 용천을 두드린다. 팔을 들어 올릴 때까지 '하〜아' 하고, 내리치며 '낫!' 하며, 박자에 맞추어 상체도 숙였다 폈다 한다.

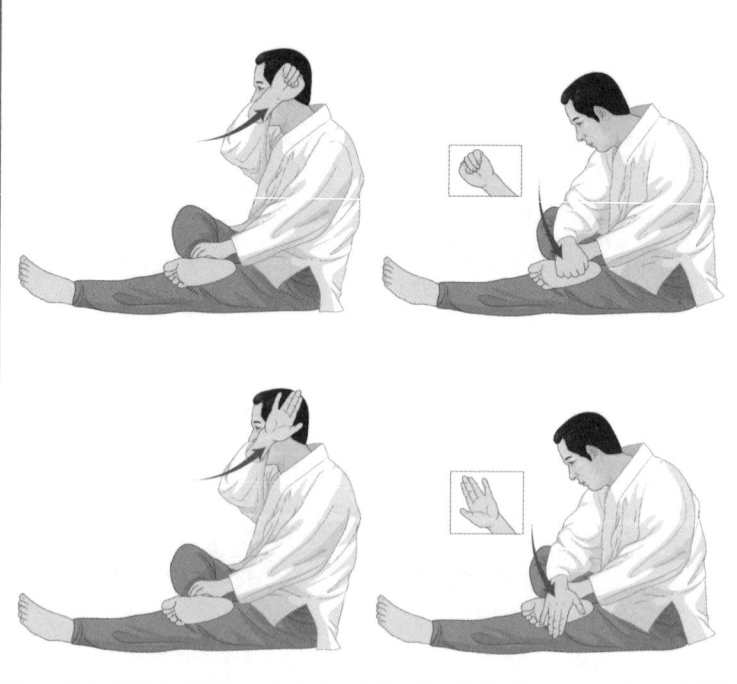

동작 49. 경혈 누르기(좌, 우)

동작 47의 자세에서 손가락으로 경혈을 누른다. 호흡은 길게 한 박자로 20회 한다. 호식을 하는 동안 경혈을 지속적으로 눌러준다. 복숭아 뼈 아랫부분, 뒷부분, 발등, 발바닥의 경혈, 비골과 경골 사이에 위치한 경혈, 무릎 주위와 대퇴골을 주행하는 경락에 소속된 주요 경혈을 엄지와 나머지 네 손가락으로 눌러주며 동시에 상체를 숙인다. 움푹 들어간 부위나 눌러서 아픈 부위에 경혈이 위치하므로 아픈 부위는 눌러주는 횟수를 늘린다.

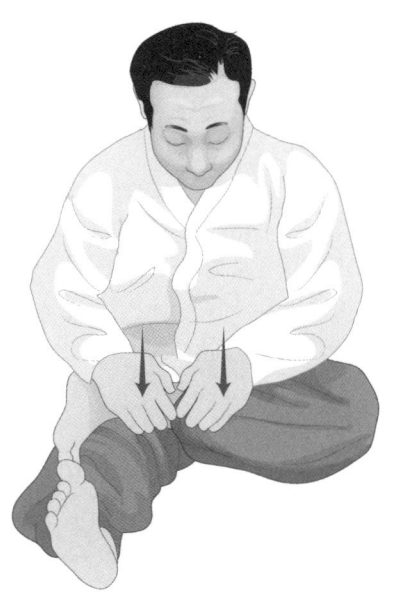

동작 50. 무릎 당기며 척추 강화(좌, 우)

두 다리를 펴고 앉은 상태에서 왼손은 뒤로 짚고, 왼발은 뻗은 오른발 바깥쪽에 세운 상태에서 오른손으로 무릎을 당기면서 상체를 왼쪽으로 틀어 올린다. 반대로도 한다. 호흡은 한 박자로 20회 한다. 척추가 틀어지는 회전 반경을 최소화하도록 뒤로 손을 짚을 때 너무 멀리 짚지 않도록 한다. 호식을 할 때마다 무릎을 당기며 머리를 반대로 틀어 올린다. 척추를 최대한 펴면서 늘릴수록, 강하게 높이 틀어 올릴수록 운동 효과가 커진다. 눈에 힘을 준 채, 머리의 움직임과 방향을 일치시키면 시력 또한 좋아진다.

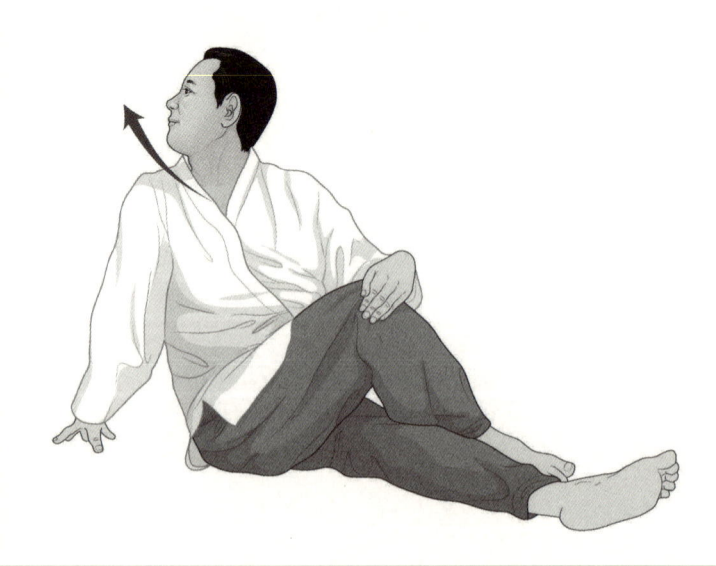

누워서 하는 운동 3

동작 51 ~ 동작 94

머리를 드는 정도에 따라 등이나 허리 근육의 풀어지는 부위가 달라진다. 체력이 약한 사람은 머리를 바닥에 대고 하다가 체력이 증가함에 따라 머리를 들고 한다. 머리를 높이 들수록 운동 효과가 커진다. 뻗은 팔이나 발은 흔들어주면 기혈 순환을 도와 힘이 들지 않는다.

동작 51. 사지 들어 흔들기

1) 바로 누워
2) 옆으로 누워(좌, 우)
누워서 사지 들고 흔들어 준다. 호흡은 한 박자로 20회씩 한다. 기 순환이 잘 되고 몸의 중심을 강화하는 효과가 크다.

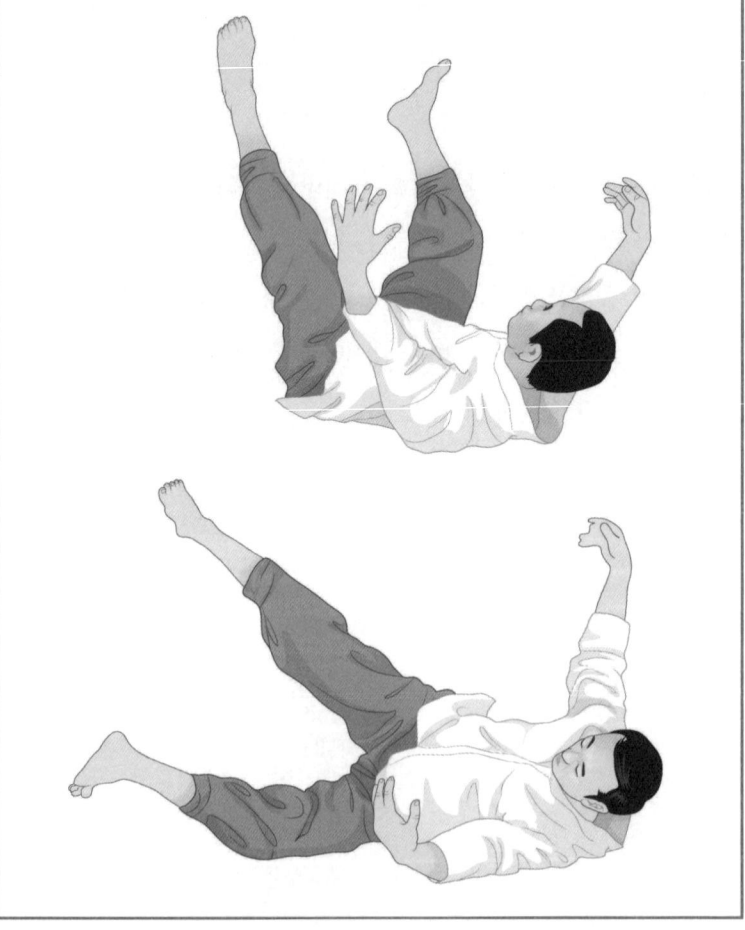

동작 52. 팔 운동

1) 뻗은 팔 좌우로
2) 번갈아 팔 밀기
밀 때는 손가락을 펴고, 당기며 주먹을 쥔다. 호흡은 한 박자로 20회씩 한다. 키를 늘이며 척추의 긴장을 유지하며 한다.
운동 범위를 좁게 하다가 점차로 늘려나간다.

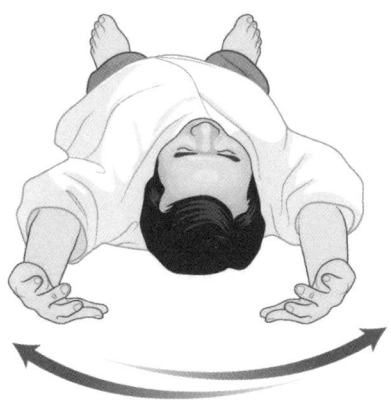

동작 53. 팔 아래위로

누워서 팔을 번갈아가며 위로 밀듯이 뻗었다가 당기듯이 내린다. 위로 뻗을 땐 손을 펴고 당길 땐 주먹을 쥔다. 호흡은 한 박자로 20회씩 한다.
팔을 내릴 때 손가락을 펴고, 올릴 때 주먹을 쥐면 운동 효과가 커진다. 손을 펼 때 손끝에 힘을 준다.

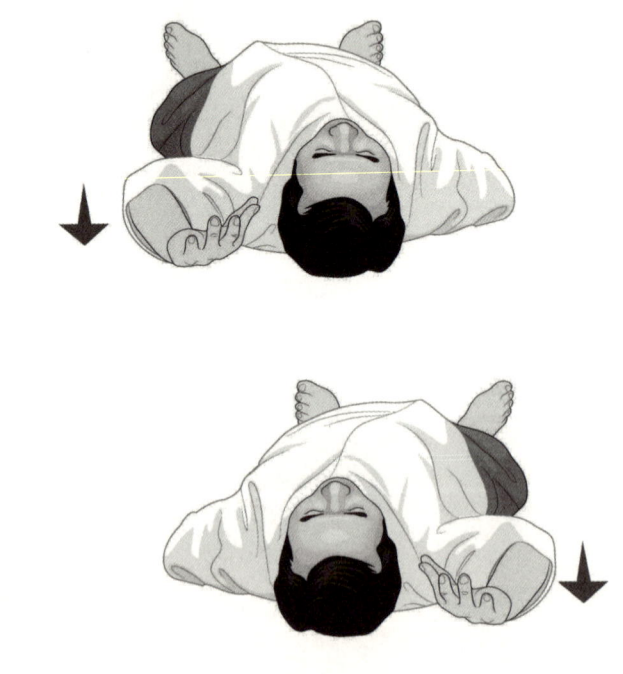

동작 54. 팔 들어 교차하기

누워서 양 팔을 동시에 들어 가슴 앞에서 교차시킨다. 호흡은 한 박자로 20회씩 한다.
손끝에 힘을 주고 운동 범위를 작게 하다가 점차로 늘려 나간다. 팔을 올릴 때 손가락을 펴고, 내릴 때 주먹을 쥔다. 교차시키는 팔의 위치를 아래위로 변화시키며 한다.

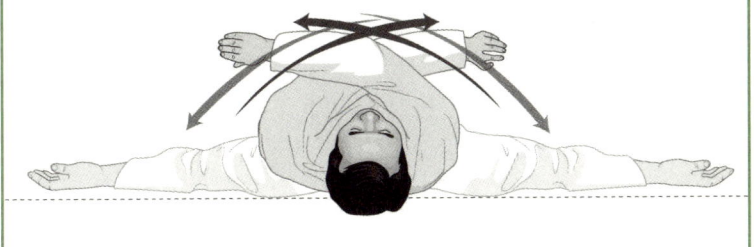

동작 55. 팔꿈치로 어깨 돌리기(좌, 우)

누워서 한쪽 어깨를 든 채, 팔꿈치를 굽힌 상태에서 어깨를 돌려준다. 호흡은 한 박자로 20회씩 한다.
어깨와 등을 풀어주는 운동으로 머리를 드는 정도와 팔꿈치의 높이를 다르게 함에 따라 풀어지는 위치가 달라진다. 운동 범위를 작게 하다가 점차로 늘려 나간다.

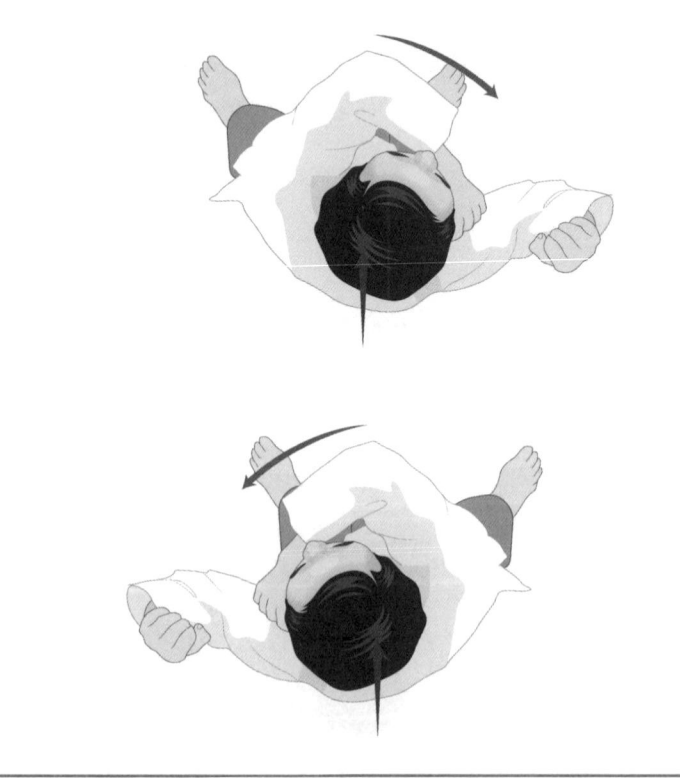

동작 56. 팔 뻗어 돌리기(좌, 우)

호흡은 한 박자로 20회씩 한다. 어깨를 풀어주는 운동이므로 팔을 굽히지 않는다. 뻗은 팔에 힘을 주며 팔을 돌리는 회전 반경을 작게 시작해 점차로 늘려 나간다.

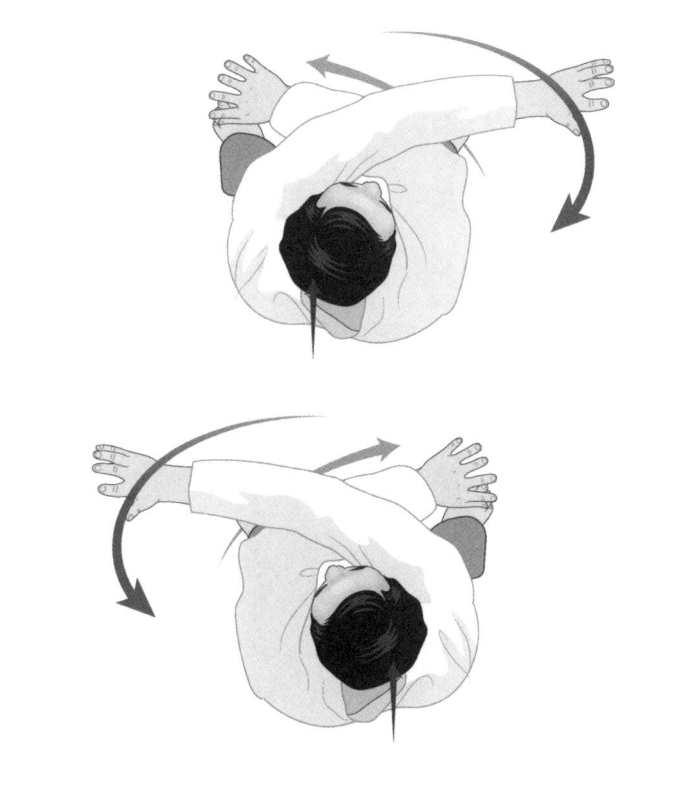

동작 57. 손 돌리기(좌, 우)

누워서 팔을 뻗은 채, 손을 힘차게 돌려준다. 호흡은 한 박자로 20회씩 한다.
초고속으로 할 때는 '호~오~~' 하며 호식을 연속으로 한다. 손을 돌리는 중심이 심장에서 멀어질수록 운동 효과가 커진다.

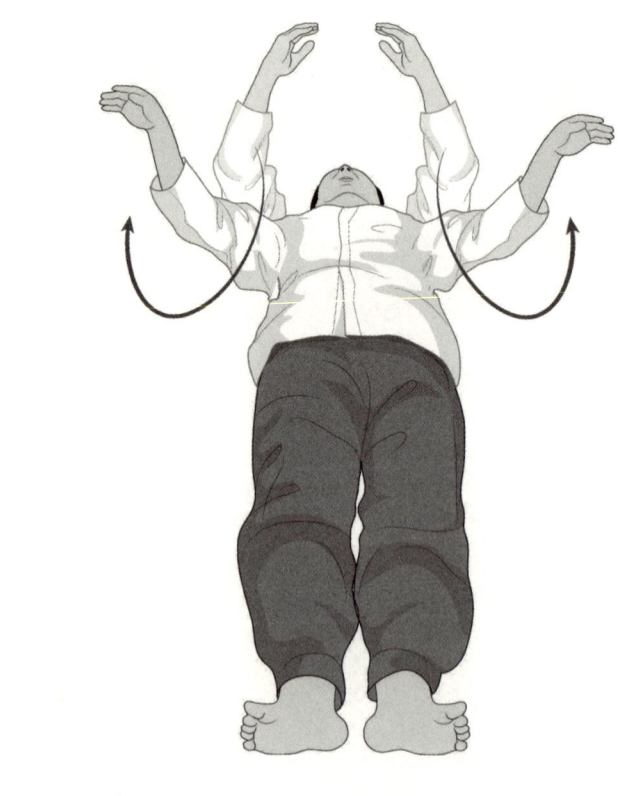

동작 58. 몸통 틀기(좌, 우)

손을 가슴 위에 모아 잡고 무릎을 세운 발을 지지대로 하여 몸통을 틀어준다. 방향에 따라 무릎을 바꿔 세워준다. 호흡은 한 박자로 20회씩 한다.
좌우로 반동을 주며 틀어주되, 회전 반경을 최소로 하는 것이 좋다. 어깨와 등, 허리, 골반에 자극이 고르게 가도록 머리를 드는 높이를 다르게 한다.

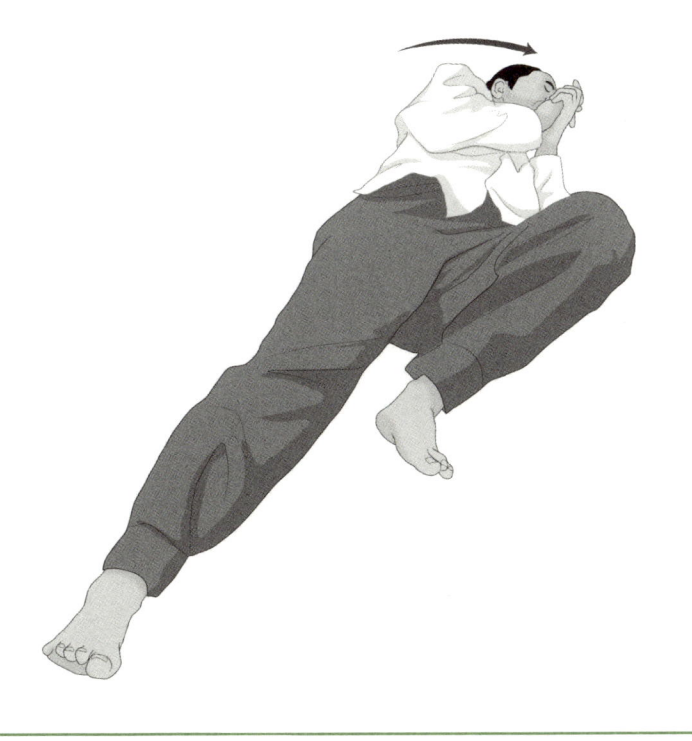

동작 59. 헤엄치기(좌, 우)

한 쪽 무릎 세우고 헤엄치기를 한다. 세운 발로 반동을 주어 몸통을 돌리고, 팔을 뻗는 동시에 손가락을 펴며 '하~!' 하고, 당기는 동시에 주먹을 쥐며 '둘!' 하며 헤엄치기를 한다. 호흡은 한 박자로 20회씩 한다.
키를 늘리고, 손가락을 힘차게 펴줄수록 운동 효과가 커진다. 머리를 드는 높이를 달리함에 따라 어깨와 등의 다른 근육이 풀어진다.

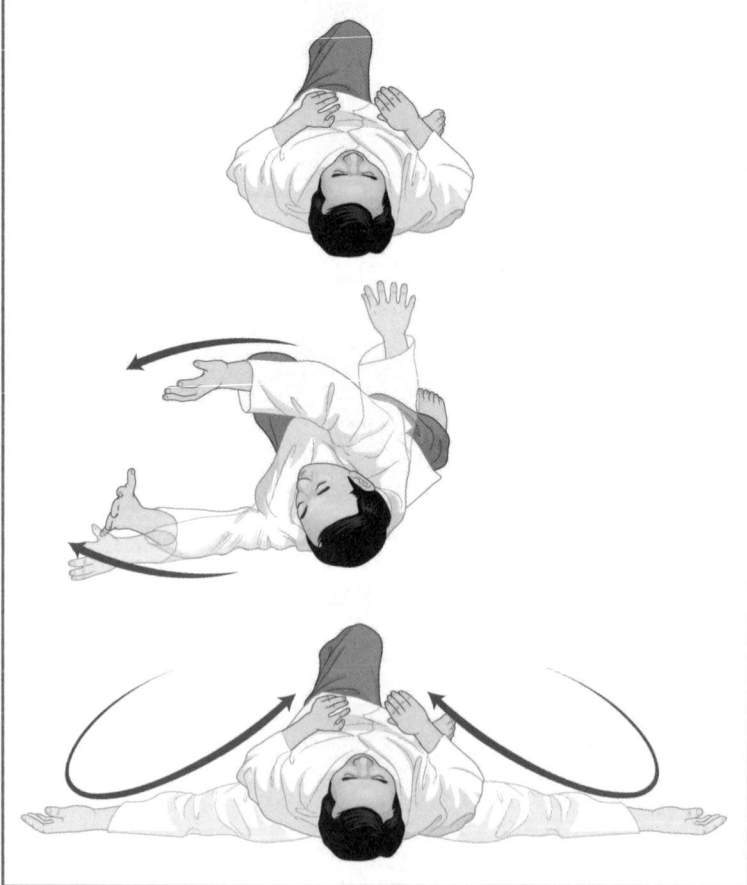

동작 60. 무릎 당기기

1) 정면
2) 좌, 우
팔 벌리고 누워 무릎을 번갈아 당긴다. 몸통을 좌, 우로 돌려서도 한다. 호흡은 한 박자로 20회씩 한다.
팔과 머리를 높이 들수록 몸의 중심 강화 효과가 커진다. 무릎을 가능한 심장과 가까워지도록 당기며 한다.

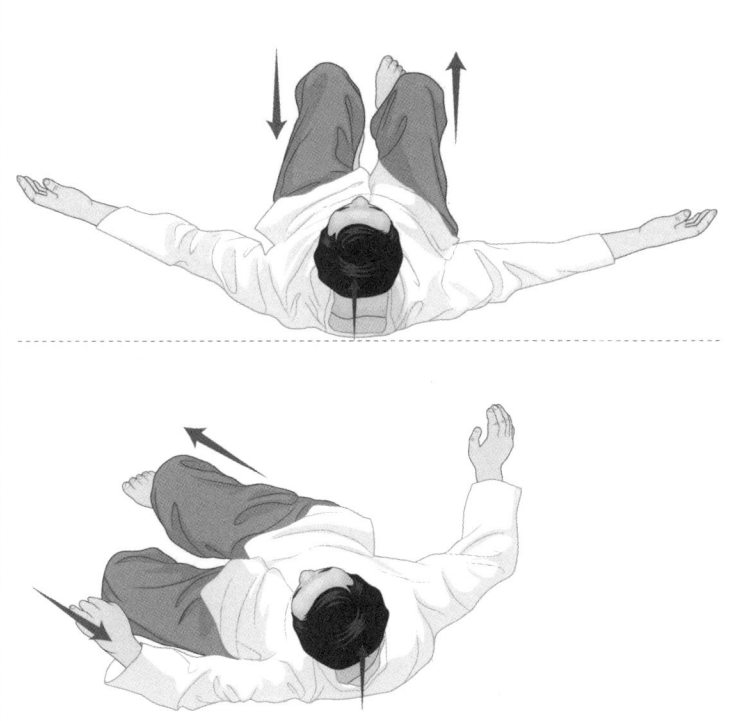

동작 61. 다리 돌리기(좌우측 각각 좌, 우)

팔 벌리고 누워 한 쪽 다리를 들어 돌린다. 다리를 당겨 무릎이 당겨지는 동안 '해!' 하고, 원위치로 내리며 '둘!' 한다. 호흡은 한 박자로 20회씩 한다.
심장과 거리가 가장 먼 부위의 운동이므로 힘이 들지만 기혈 순환 효과는 가장 크다.

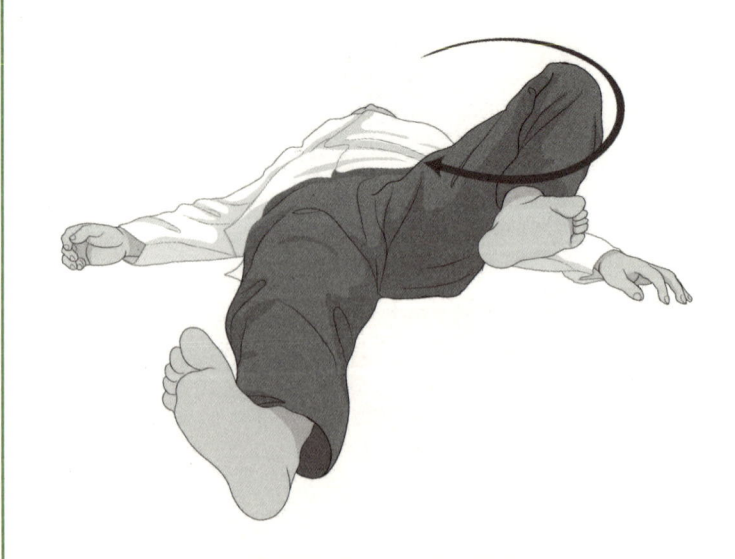

동작 62. 발 돌리기(좌, 우)

팔 벌리고 누워 발을 돌려준다. 호흡은 한 박자로 20회씩 한다. 심장과 가장 먼 부위의 운동이므로 기혈 순환 촉진 효과가 큰 운동이다.

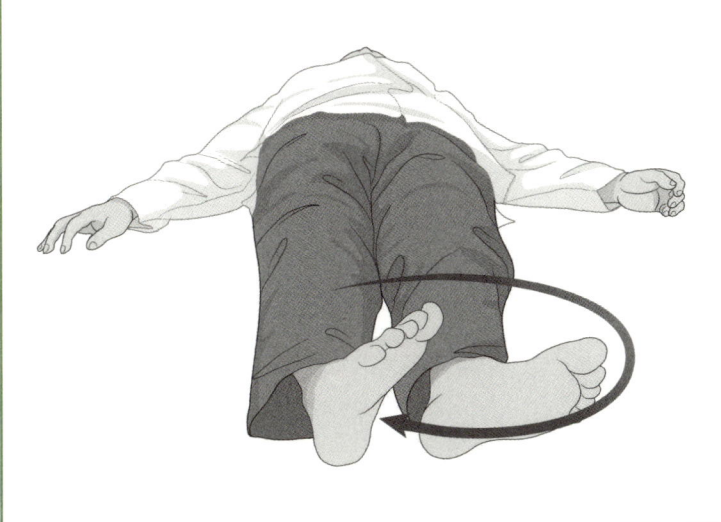

동작 63. 무릎 들기

1) 좌우 번갈아
2) 동시에

누워서 무릎을 번갈아 들어준다. 호흡은 한 박자로 20회씩 한다. 발가락에 힘을 주며 하면 효과가 커진다. 변형된 다리를 바로잡기 위한 운동이라면 50~100회 한다.

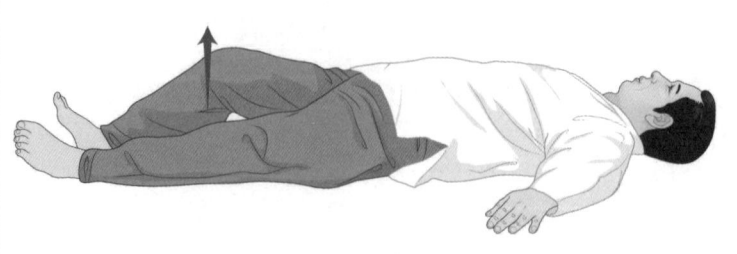

동작 64. 발 마주치기

누워서 발뒤꿈치를 중심으로 하여 양 발을 마주쳐 준다. 호흡은 한 박자로 20회 한다.
발가락에 힘을 주며 하면 기 순환 효과가 커진다. 변형된 다리를 바로잡기 위한 운동이라면 50~100회 한다.

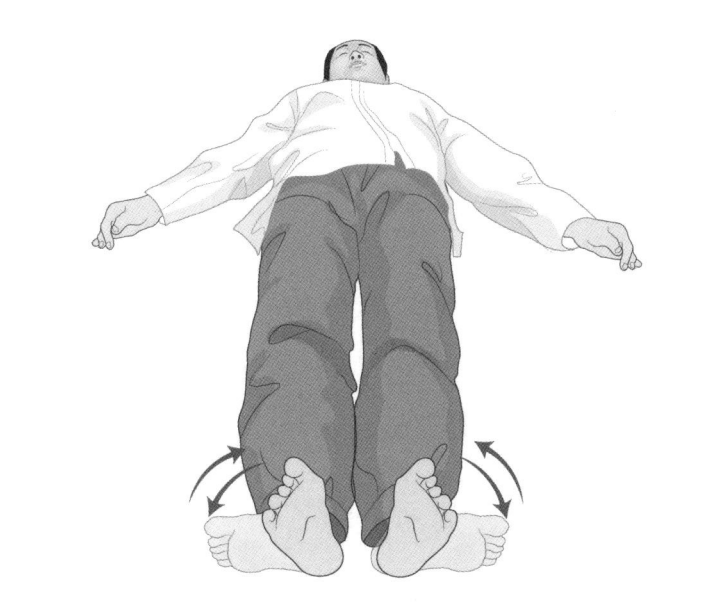

동작 65. 손·발 당기고 밀기

1) 번갈아
2) 동시에

누워서 손·발을 동시에 위로 끌어당기고 아래로 밀어준다. 번갈아 하기도 하고 동시에 하기도 한다. 호흡은 한 박자로 20회씩 한다. 초고속으로 하는 경우에는 '호~오~' 하며 호식을 연속으로 한다.

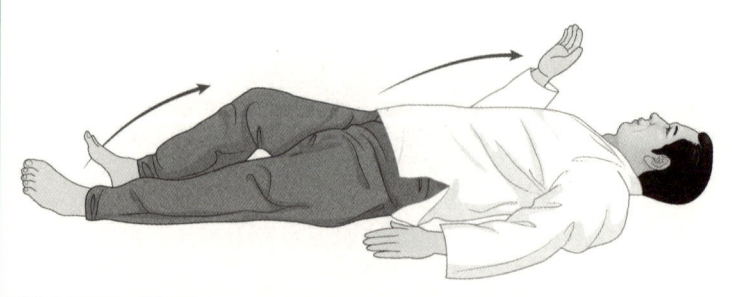

동작 66. 손 · 발 마주치기

누워서 손 · 발을 동시에 마주친다. 호흡은 한 박자로 20회 한다.
초고속으로 하는 경우에는 '호~오~' 하며 호식을 연속으로 한다.
팔꿈치를 몸통에 대고 할 때 마주치는 속도를 빠르게 할 수 있다.

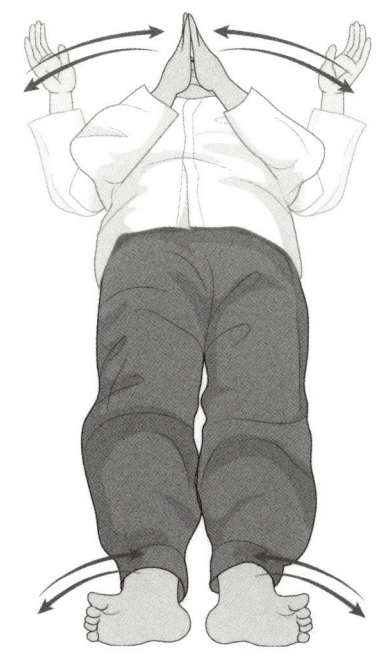

동작 67. 박수치기

누워서 박수친다. 호흡은 한 박자로 20회 한다. 초고속으로 하는 경우에는 '호~오~' 하며 호식을 연속으로 한다.
박수를 치는 팔이 심장과 멀어질수록 운동 효과가 커진다. 팔을 길게 뻗고 머리를 들고 할 때 운동 효과가 가장 크다.

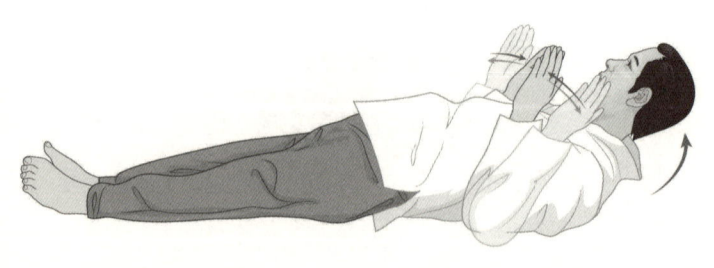

동작 68. 하체 틀기(좌, 우)

팔 벌리고 누워 팔꿈치를 지지대로 하여 엉덩이를 번갈아 들어 하체를 들어준다. 호흡은 한 박자로 20회 한다.

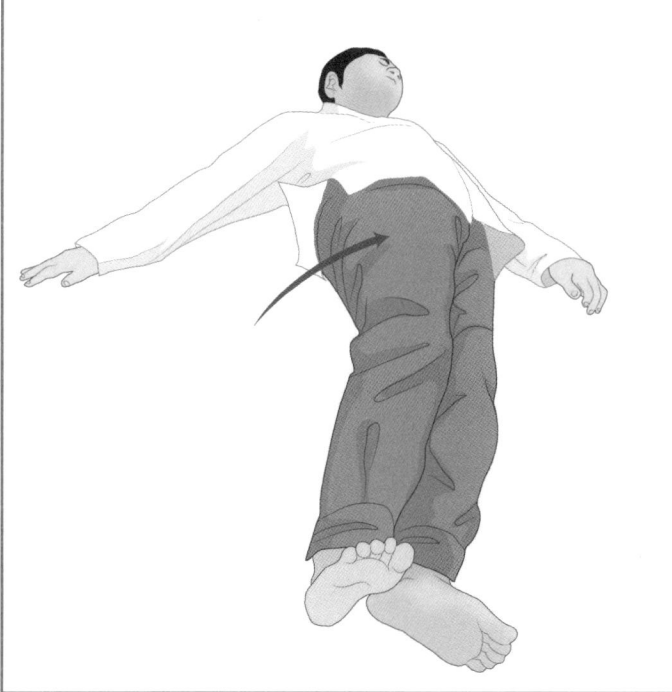

동작 69. 엉덩이 흔들기

팔을 벌린 채, 무릎을 세우고 누워 엉덩이를 높이 들어 빠른 속도로 상하로 흔들어 준다. 호흡은 한 박자로 20회 한다.

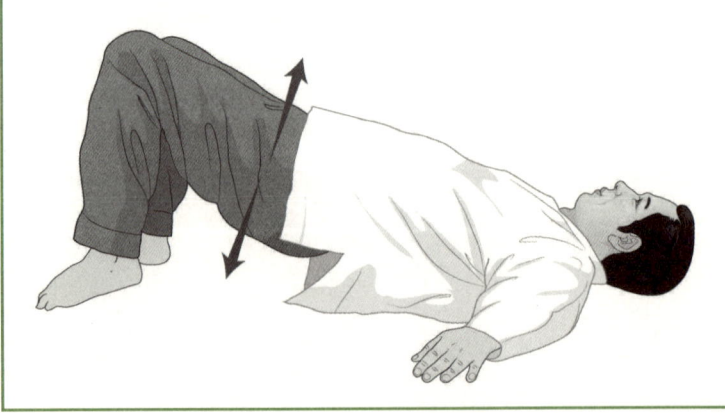

동작 70. 엉덩방아 찧기

동작 69에서 엉덩이를 높이 들었다가 놓으며 힘차게 찧는다. 호흡은 세 박자로 20회 한다. 엉덩이를 들며 '하~아!' 하고, 방아를 찧으며 '낫!' 한다.

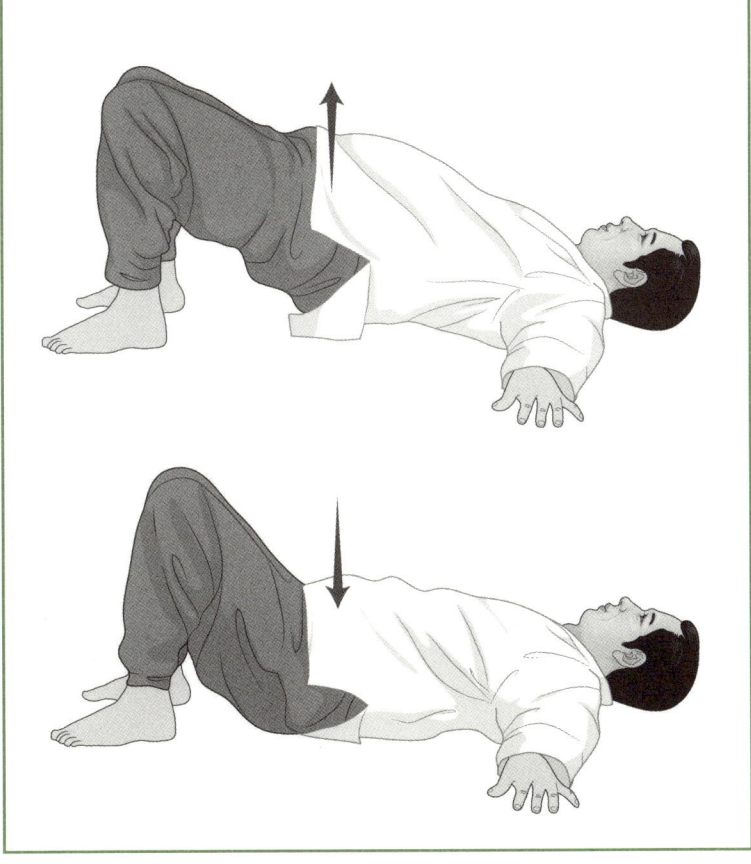

동작 71. 엉덩이 들기

팔 벌리고 누워 발가락으로 버티며 엉덩이를 높이 든다. 호흡은 한 박자로 20회 한다.
엉덩이를 높이 들수록 효과적이다.

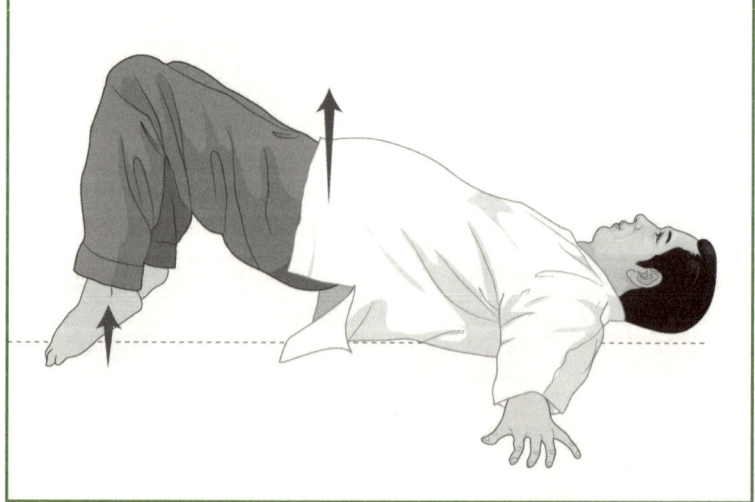

동작 72. 허리강화 운동 1(좌, 우)

두 팔 벌린 채 누워, 왼쪽 무릎을 세우고 오른발은 쭉 뻗은 채 든다. 좌측 골반을 들어올려 몸통을 틀고 뻗은 오른쪽 다리를 흔들어 준다. 같은 방법으로 방향을 바꿔서도 한다. 호흡은 한 박자로 20회씩 한다.
키를 늘릴수록, 상체의 틀어짐이 클수록 허리 강화 효과가 커진다.

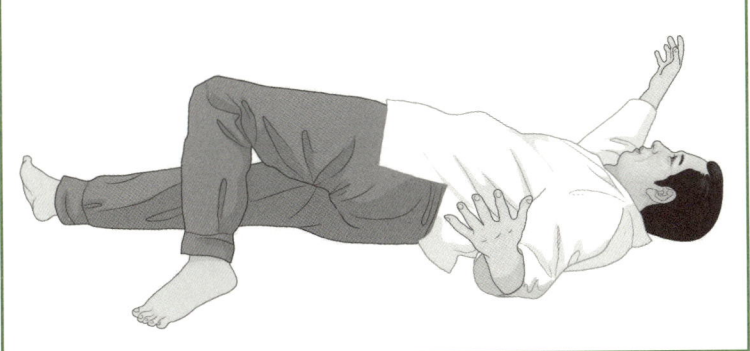

동작 73. 허리 강화 운동 2(좌, 우)

좌측 발을 우측으로 넘겨 놓고 상체는 좌측으로 틀며 뻗은 발과 손을 흔든다. 반대로도 마찬가지 방법으로 한다. 호흡은 한 박자로 20회씩 한다.
키를 늘릴수록, 허리의 틀어짐이 클수록 허리 강화 효과가 커진다.

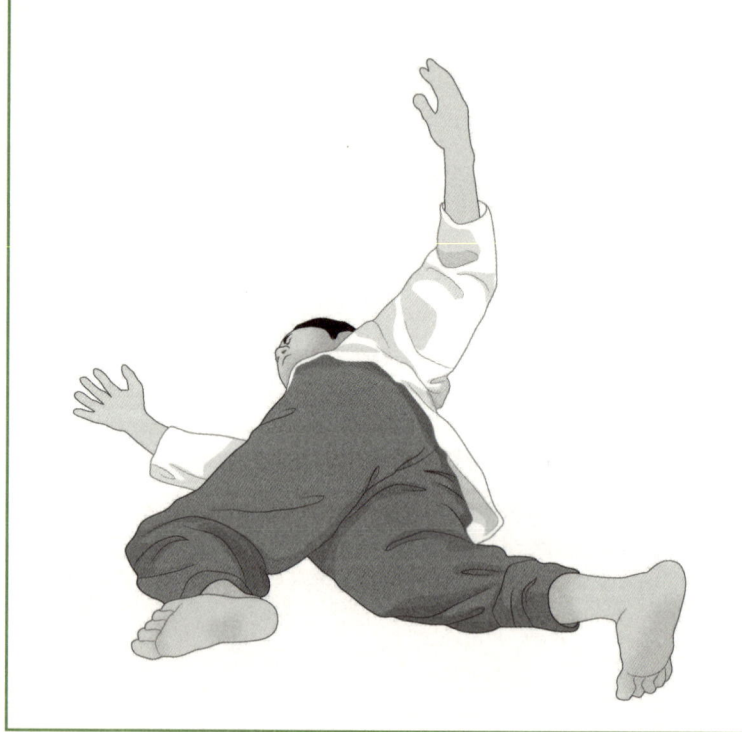

동작 74. 허리 강화 운동 3(좌, 우)

좌측 발을 우측으로 넘겨 손등에 대고, 상체를 좌측으로 틀어주며 뻗은 우측 발을 흔든다. 호흡은 한 박자로 20회씩 한다.
키를 늘릴수록, 허리의 틀어짐이 클수록 허리 강화 효과가 커진다.

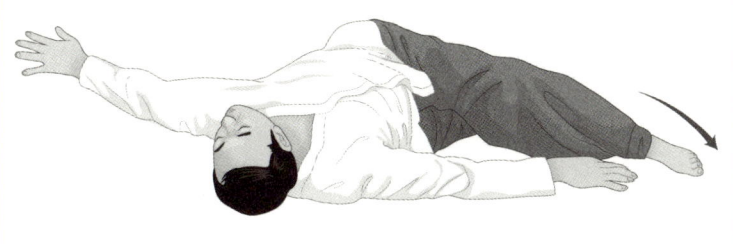

동작 75. 팔·다리 들기

누워 팔·다리를 45도로 들고 흔든다. 머리도 든다. 호흡은 한 박자로 20회 한다.
손끝과 발끝에 힘을 주고 한다.

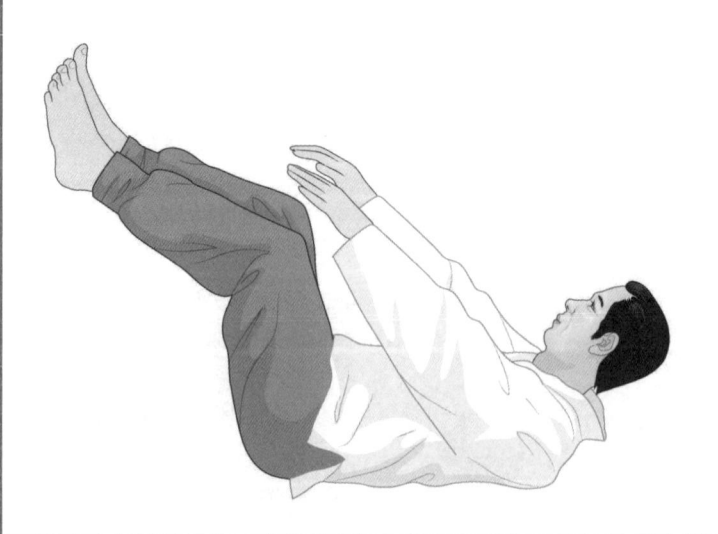

동작 76. 다리 감싸기

머리 들고 누워 양팔로 양 다리를 감싸고 반동을 준다. 호흡은 한 박자로 20회 한다.
무릎을 가슴과 가까이 당길수록 운동 효과가 커진다.

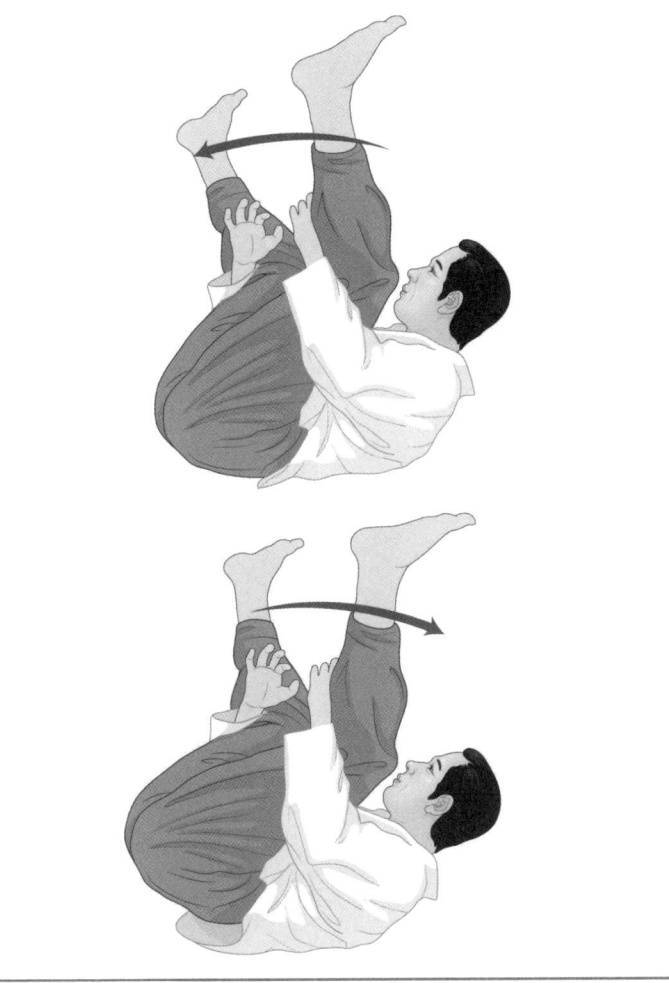

동작 77. 양 발 잡기(동적, 정적)

머리 들고 누워 두 손으로 양 발을 싸잡아 당긴다. 호흡은 한 박자로 20회 한다.
동적 운동에서는 무릎을 내리거나 몸통을 앞뒤로 움직여 반동을 준다.
양 발을 심장에 가까이 당길수록 운동 효과가 커진다.

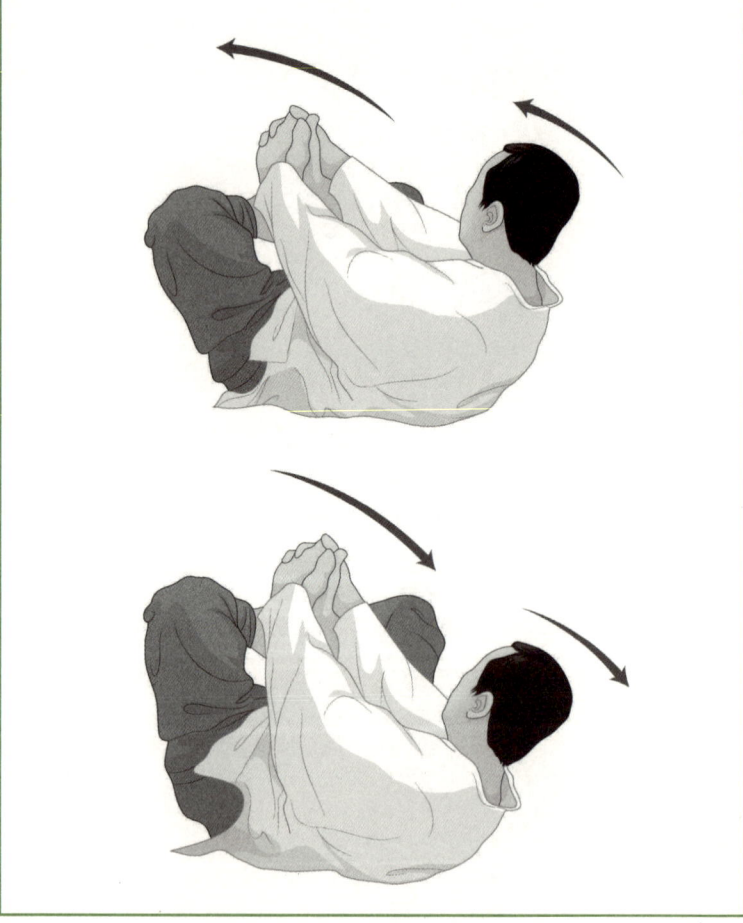

동작 78. 한 발 잡기

1) 바로 누워
2) 옆으로 누워(좌, 우)

머리 들고 누워 한 발씩 싸잡아 당기며 키를 늘린다. 뻗은 다리는 흔든다. 호흡은 한 박자로 20회씩 한다.

싸잡은 발을 머리 위 바닥으로 가까이 당길수록 운동 효과가 커진다. 뻗은 다리는 흔들어 주면 기 순환이 잘 되어 힘이 들지 않는다.

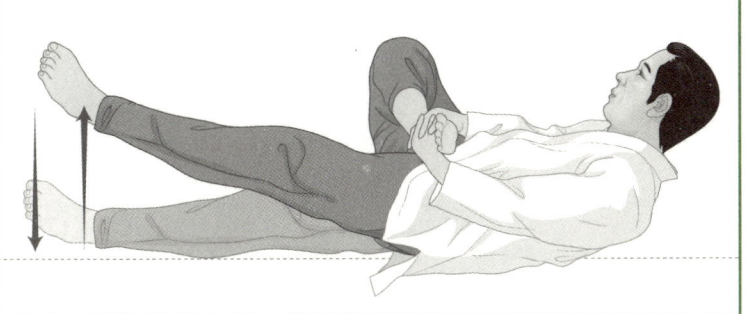

동작 79. 한 무릎 잡기(좌, 우)

머리 들고 누워 한 무릎씩 싸잡아 당긴다. 뻗은 다리는 흔든다. 호흡은 한 박자로 20회씩 한다.
싸잡은 무릎을 머리에 가까이 당길수록 운동 효과가 커진다. 뻗은 다리는 흔들어 주면 기 순환이 잘 되어 힘이 들지 않는다.

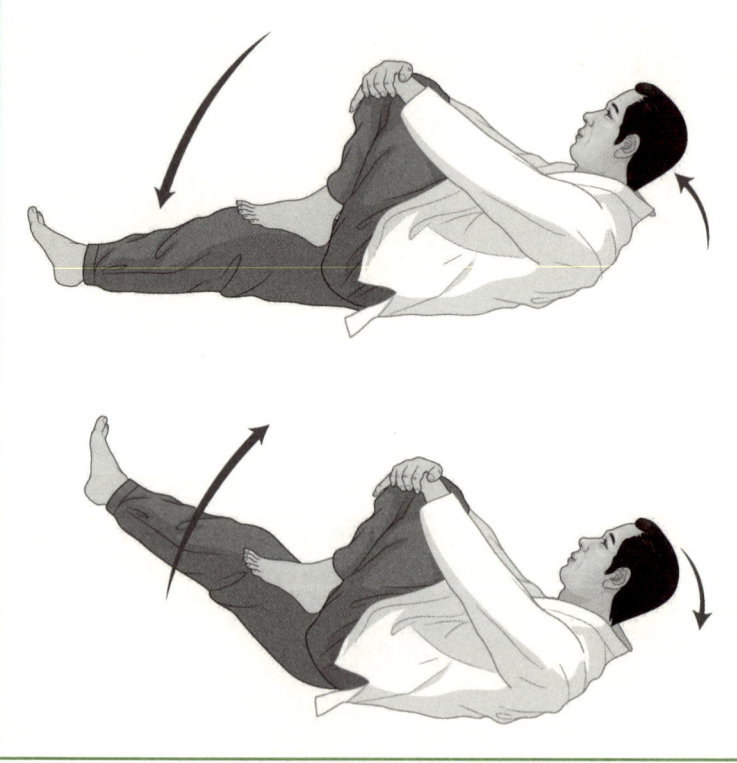

동작 80. 양 무릎 잡기

머리를 들고 누워 양 무릎을 싸잡아 당긴다. 호흡은 한 박자로 20회씩 한다.
싸잡은 무릎을 머리에 가까이 당길수록 운동 효과가 커진다. 몸통을 아래위로 움직여 반동을 주면 힘이 들지 않는다.

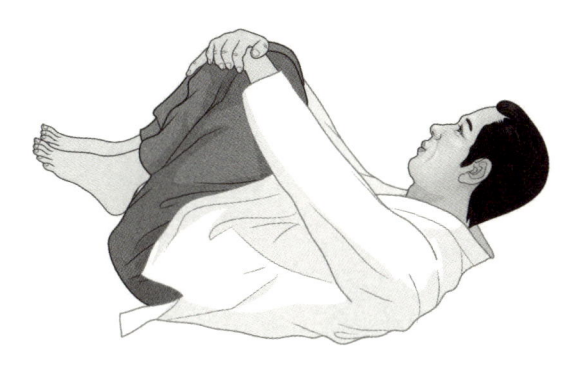

동작 81. 손·발 뻗기

1) 정면
2) 좌, 우

바로 누워 손·발을 뻗고 흔든다. 좌, 우 방향도 같은 방법으로 한다. 호흡은 한 박자로 20회 한다.

키를 최대한 늘리고, 손·발가락을 펴 힘을 주며 흔들어주면 운동 효과가 커진다.

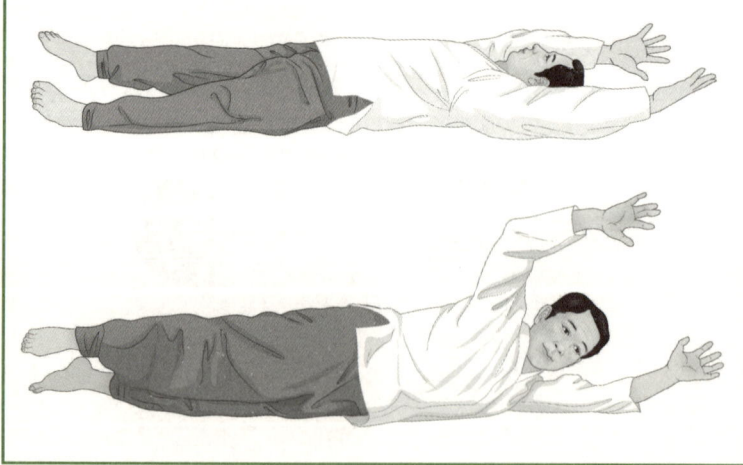

동작 82. 엎드려 상체 들기(동적, 정적)

엎드려 손가락으로 지탱하며 상체를 높이 든다. 호흡은 한 박자로 20회씩 한다.
키를 늘릴수록, 상체를 높이 들수록 운동 효과가 커진다. 동적 운동에서는 팔로 반동을 준다.

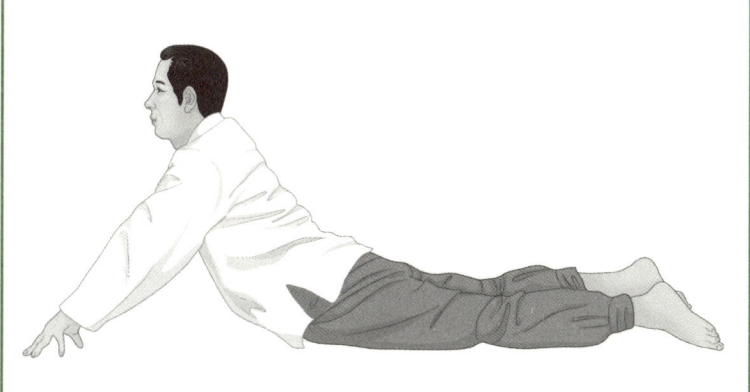

동작 83. 팔꿈치로 엎드리기(동적, 정적)

엎드려 팔꿈치로 지탱하며 엉덩이를 든다. 호흡은 한 박자로 20회씩 한다.
동적 운동에서는 수평으로 움직여 반동을 주어도 좋다.

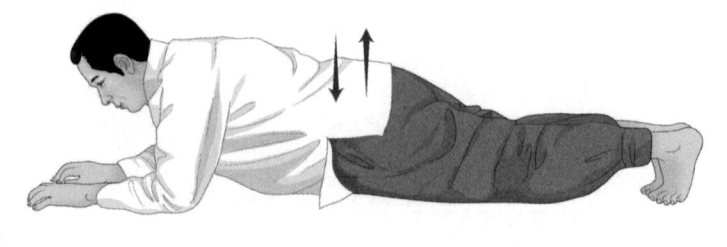

동작 84. 손·발가락으로 바닥 두드리기

엎드려 팔꿈치로 지탱한 채, 손·발가락으로 바닥을 빠르게 두드린다. 호흡은 한 박자로 20회 한다.
손·발가락 10개 모두가 바닥에 닿도록 두드린다.

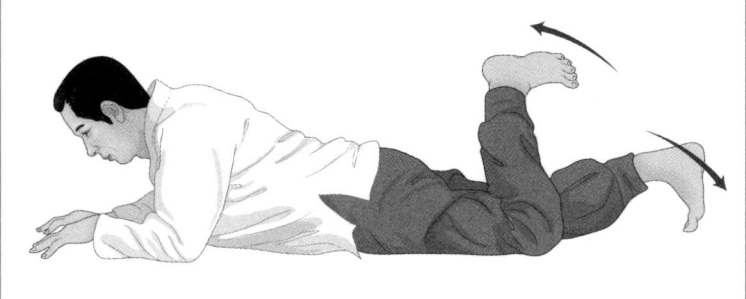

동작 85. 엎드려 사지 들기

엎드려 배로 지탱하며 사지와 머리를 든다. 호흡은 한 박자로 20회 한다.
키를 늘이며 상·하체를 가급적 높이 들고 반동을 준다.

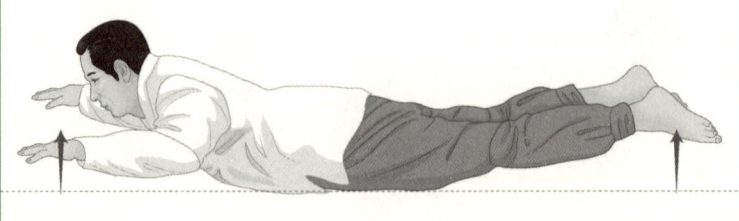

동작 86. 등 뒤로 깍지 끼기

1) **엎드려**
2) **좌, 우**

엎드려 등 뒤로 깍지 낀 채, 머리와 다리를 든다. 옆으로도 같은 방법으로 한다. 호흡은 한 박자로 20회씩 한다.
키를 최대한 늘리면 효과가 커지고, 뻗은 발을 흔들어 주면 힘이 들지 않는다.

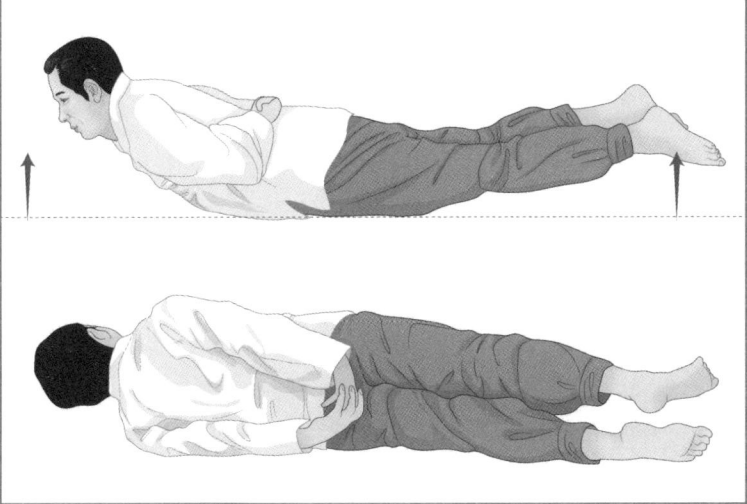

동작 87. 등 받치고 누워 호식하기

다리 뻗고 누워 팔꿈치로 등 받친 채, 고개를 들고 아랫배가 불룩 나오도록 호식을 길게 한다. 호흡은 길게 한 박자로 20회 한다. 아랫배를 불룩 나오게 할수록 운동 효과가 커진다.

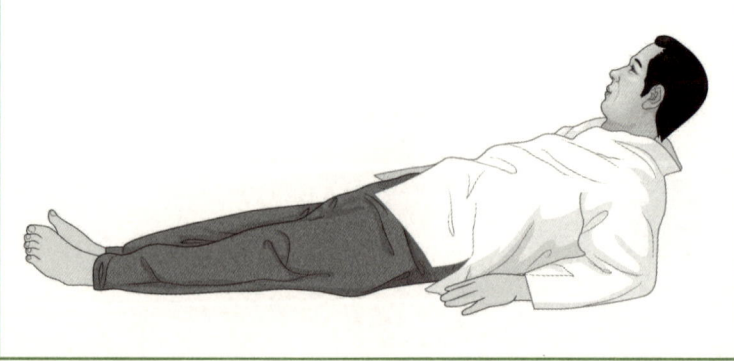

동작 88. 등 받치고 누워 다리 들기

팔꿈치로 등 받치고 누워 다리를 높이 든다. 호흡은 한 박자로 20회 한다.
다리를 심장과 가까이 당길수록 운동 효과가 커진다.

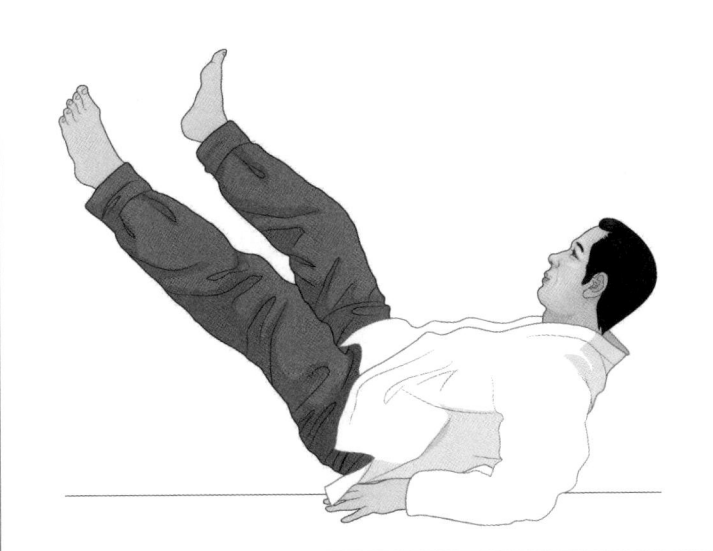

동작 89. 등 받치고 누워 발 마주치기

팔꿈치로 등 받치고 누워 양 발을 서로 마주쳐 준다. 호흡은 한 박자로 20회 한다.
발을 심장과 가까이 당기며 마주칠수록 운동 효과가 커진다.

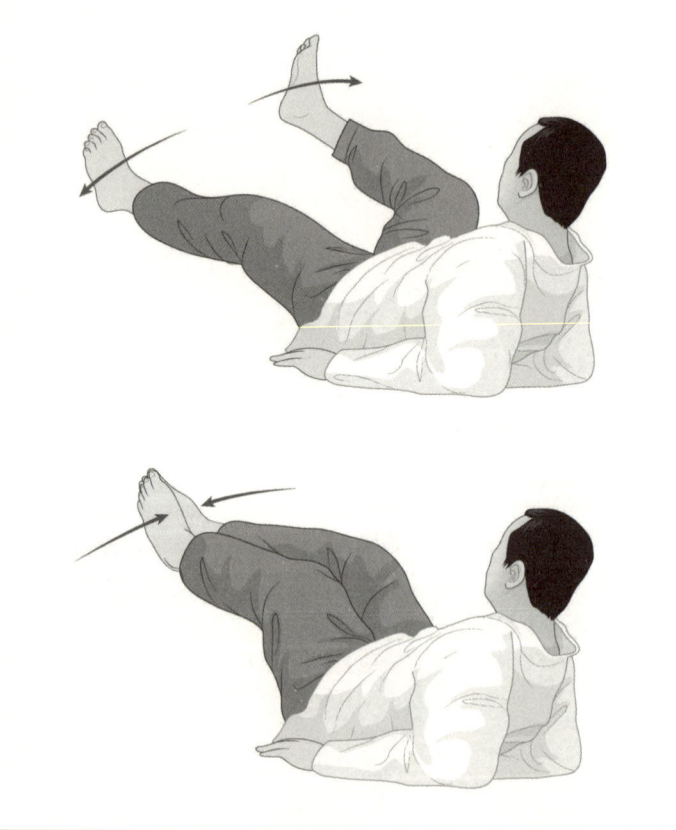

동작 90. 등 받치고 누워 무릎 당기기

1) 정면
2) 좌, 우

팔꿈치로 등 받치고 누워 무릎을 번갈아 당긴다. 좌우로 틀어서 할 때는 틀고자 하는 반대 측 팔을 펴서 바닥을 짚고 한다. 호흡을 한 박자로 20회씩 한다.
무릎을 심장에 가까이 당길수록 효과가 커진다.

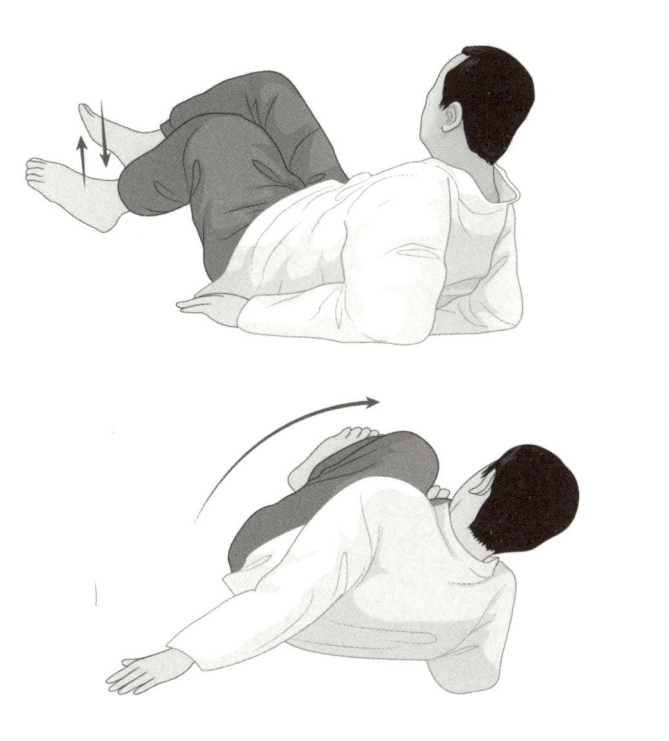

동작 91. 뒤로 손 짚고, 엉덩이 들기

두 다리를 펴고 앉은 자세에서 뒤로 손을 집고 엉덩이를 든다. 호흡은 한 박자로 10회 한다. 호식을 할 때마다 아랫배가 불룩 나오도록 한다.
손가락으로 지탱할수록, 키를 늘릴수록 효과가 크다.

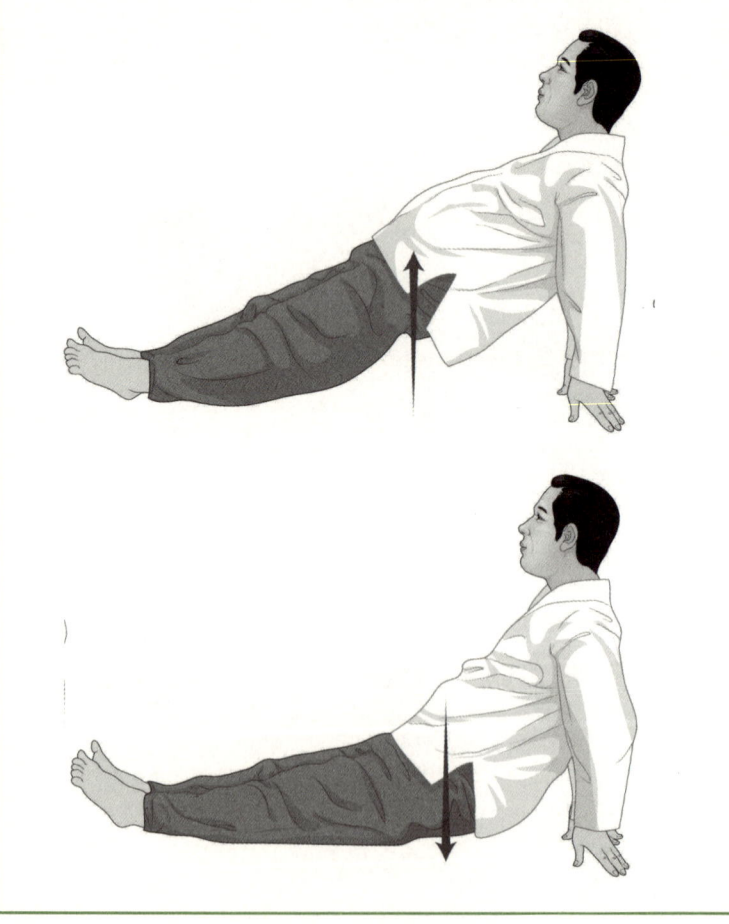

동작 92. 무릎잡고 등 구르기

누워서 양 무릎을 싸잡은 채 위로 둥글린다. 호흡은 세 박자로 10회 한다. '하~' 하며 준비 자세를 하고 '나~앗~!'을 큰 소리로 하며 구를수록 잘 굴러지고 구르는 효과가 커진다.

척추 관절을 효과적으로 풀어줄 수 있는 운동이다. 목뼈에 과중한 부담이 되지 않도록 한다. 익숙해지면 점차로 무릎을 머리 위로 넘겨 반동으로 발이 바닥에 닿게 한다.

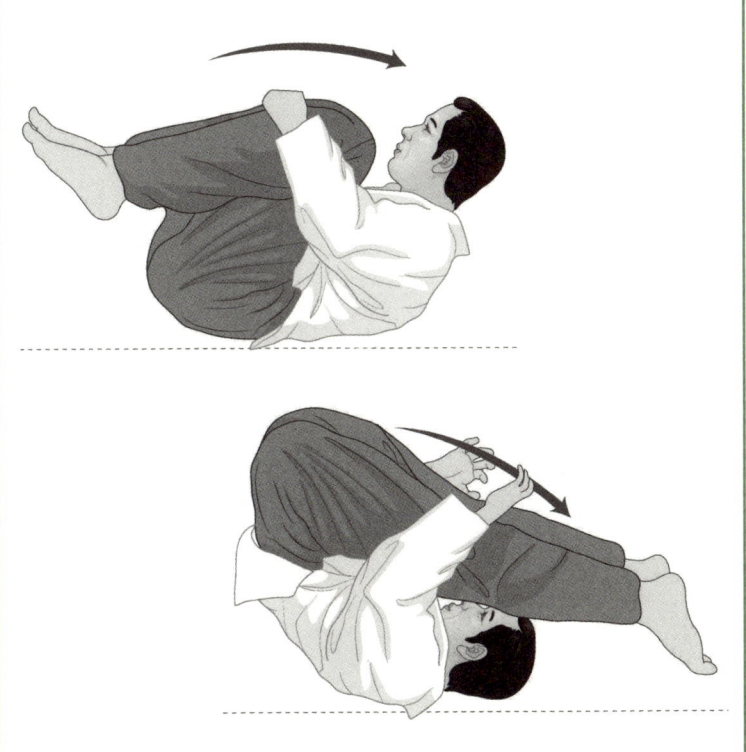

동작 93. 누워서 호식하기

두 다리를 가지런히 뻗고 양팔을 벌린 채 누워 호식한다. 한 박자로 '하아' 하며 아랫배를 움푹 들어가게 하고, 부풀리며 '나~아~~앳' 하며 지속적으로 기운을 하단전으로 밀어 내려 복압의 생성을 극대화한다. 10회 한다.
호식의 지속 시간이 길어질수록 기 순환 횟수가 증가하여 상단전과 하단전을 3~5바퀴 순환한다. 윗배가 아닌 아랫배가 불룩하게 나오는 정도에 따라 복압의 생성과 단전호흡의 효과가 달라진다. 마음을 놓고 호식을 길게 할수록 복압을 효과적으로 늘이고 뇌의 혈액 순환 촉진 효과가 커진다.

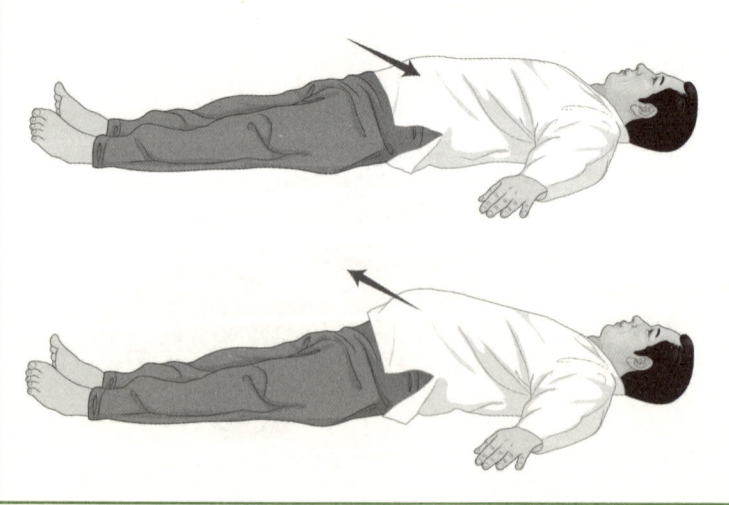

정리 운동 4

동작 94 ~ 동작 98

동작 94. 곤봉 체조

1) 좌, 우
2) 동시

양 발을 어깨 넓이로 벌린 채 서서 손에 곤봉을 쥐었다 생각하고 돌린다. 호흡은 한 박자로 10회씩 한다. 힘차고 절도 있게 할수록 효과가 커진다.

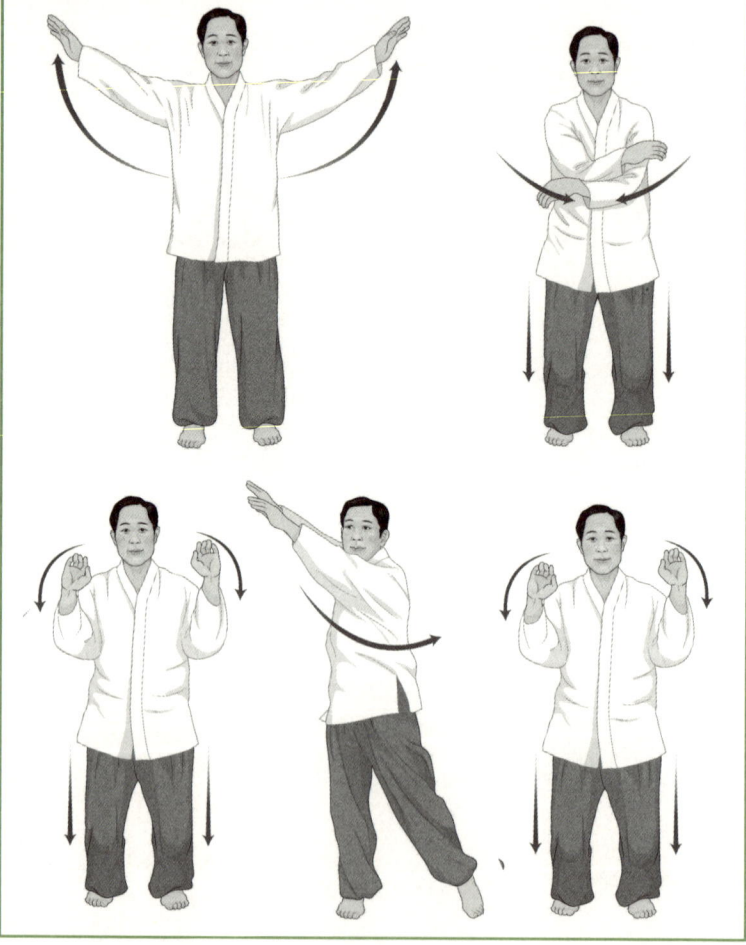

동작 95. 팔 흔들어 어깨 팔 두드리기

천천히 힘차게 양 팔을 휘둘러 어깨나 팔을 두드릴 때마다 호식을 하며 아랫배에 힘을 준다. 호흡은 한 박자로 20회 한다.

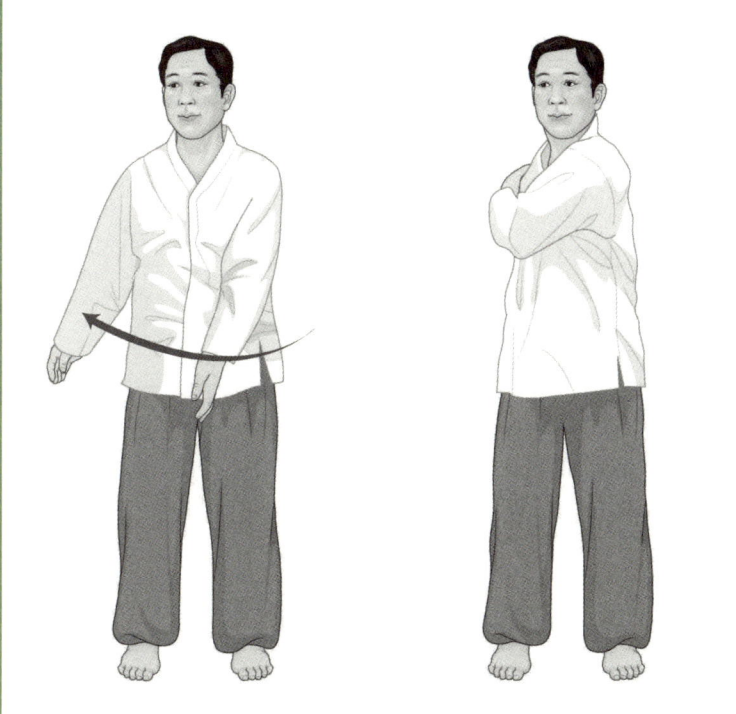

동작 96. 기마 자세로 뒤로 손깍지 끼기

1) 호식 길게
'하~' 하며 아랫배를 움츠리고, 불룩하게 나오게 하며 '나~아~~앳'을 길게 늘려 10회 한다.
2) 무릎 굽히며 하기
호식을 한 박자로 20회 한다.

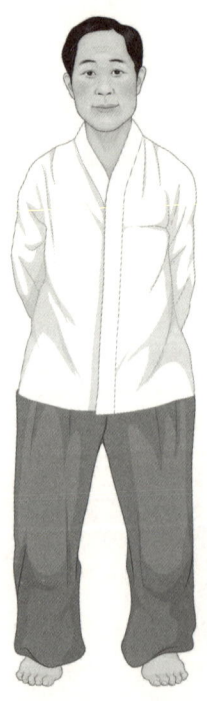

동작 97. 온 몸 흔들어 풀기

팔 들어 흔들어주고, 팔을 내리고 어깨와 함께 흔들어 풀어준다. 흔드는 속도를 가급적 빠르게 한다. 호식을 한 박자로 20회씩 한다.

동작 98. 온 몸 두드리기

하단전, 다리의 외측, 다리의 내측, 하단전, 가슴, 어깨, 팔의 순서로 두드려 주고 허리와 등, 골반을 두드려 준다. 호식은 한 박자로 한다.

제7장
호호! 기 순환 운동법의
효과를 높이는 방법

1. 효과 100배 방법
2. 바른 자세와 동작

효과 100배 방법 1

방법 1. 내 몸에 맞는 강도와 동작으로

아무리 효과 있는 운동법이라 해도 자신의 체력이나 몸 상태에 무리를 준다면, 그 운동은 하지 않느니만 못하다. 자신의 체력, 호흡 기능, 몸 상태를 판단해 그에 맞는 동작과 강도를 선택해야 한다.

호호! 기 순환 운동법은 90여 가지 동작으로 구성되어 있다. 하지만 운동을 해야 할 때마다 이 동작들을 모두 해야 하는 것은 아니다. 또 모든 이가 이 동작을 다 해야 하는 것도 아니다. 운동하는 사람의 체력이나 여건에 따라서 시간과 장소에 따라서 동작들을 선택할 수 있다. 다만, 정리운동은 빠짐없이 하는 게 좋다.

운동 동작을 많이 하는 것보다 호식을 유지하는 것이 더욱 중요하다. 호식의 유지에 영향을 받는 기 순환 상태가 생체전기의 생산과 직결되기 때문이다. 또 동작의 수보다 동작의 정확도가 운동 효과에 더 영향을 끼치는 점도 명심하라.

가장 좋은 방법은 몸에 무리가 가지 않는 동작을 선택하고 운동 횟수도 조절해가며, 힘 들이지 않고 운동을 지속할 수 있도록 경험자로부터 맞춤형 지도를 받는 것이다. 하지만 호흡! 기 순환 운동법이 소개되는 단계에서 경험자의 충분한 안내를 받기 어려울 것이다. 운동을 하려는 사람이 동작의 수와 강도가 자신의 몸에 맞는지 그렇지 않은지 판단하여 자신의 상태에 맞게 동작을 응용하고 강도를 약화시키는 방법을 소개한다.

특정한 자세를 유지하는 데 힘이 들어가는지 판단한다. 힘이 들어가면 기 순환이 되지 않아 숨이 차오르고 땀이 나는데, 그것은 경락이 닫혀 체력을 오히려 소모하는 결과를 가져오기 때문에 강행하지 않는 것이 좋다. 조금 더 수련을 한 뒤에 다시 도전하든가, 꼭 하고 싶으면 힘든 자세와 힘이 들지 않는 자세를 번갈아가며 하는 것도 요령이다. 예를 들자면, 손가락으로 짚고 하는 운동이 어려운데, 이 경우 주먹을 쥐고 짚어도 된다. 그러다가 체력이 늘어나 손가락으로 짚을 수 있게 되면 그때부터 손가락으로 지탱하도록 한다.

특정 동작을 하기 어렵거나 몸의 일부에 무리가 온다면 그 또한 억지로 하지 않는다. 무릎이나 허리가 좋지 않은 사람은 체형에 변화가 있어 동작을 하는 데 순조롭지 못하다. 특정 동작을 하는 데 통증이 있거나 완벽한 동작을 하기 어렵다면 억지로 하지 말고 보다 수월한 다른 동작을 하도록 한다. 하기 어려운 동작을 억지로 하면 힘이 들어가고 다른 생각이 들면서 경락이 닫히기 때문이다.

횟수를 조절하는 방법도 권한다. 처음에는 한 동작을 10회 정도 반복하다가 체력이 늘어나면 횟수를 늘인다. 처음 하는 운동이라면 같은 동작을 20회 정도 반복해야 기순환이 자리잡히기 시작하므로 가급적 20회 해준다. 체력이 충분한 상태에서 정확한 동작을 반복하는 게 더욱 효과적이다. 경지에 이르게 되면 정적인 자세로 한 동작을 50~100회씩 지속한다.

다시 한 번 강조하는데, 호흡! 기 순환 운동법에서 중요한 것은 호식이다. 동작을 하는 내내 호식이 자연스레 이어지면 생체전기가 극대화되어 체력이 증강한다. 이는 이전에는 잘 되지 않던 동작을 가능하게 하면서 또 다시 체력이 나아지는 선순환 구조를 갖는다. 호흡! 기 순환 운동법은 몸이 어떤 상태에 있든 시작이 가능하다. 장애를 입어 몸이 불편하더라도 호흡만 가능하다면 시작해 볼 수 있다.

방법 2. 기와 혈액, 근육펌프와 호흡펌프의 흐름을 일치시키기

기와 혈액의 흐름 주기와 양상이 일치하고 조화로울 때 심장의 기능이 극대화된다. 호흡과 운동을 하는 방법은 기와 혈의 순환에 결정적 역할을 한다. 운동을 할 때, 좌우측을 번갈아 하면 심장으로 들어가는 혈액순환도 좌우 번갈아 이루어지고, 단전으로 들어가는 기순환도 좌우 번갈아 이루어진다. 운동을 좌우 동시에 하면 혈액과 기운의 흐름도 동시에 이루어진다. 좌우 운동을 일관성 있게 해야 기와 혈의 흐름을 일치시킬 수 있다. 때문에 기의 흡수와 순환이 효율적으로 이루어질 수 있는 방법으로 호흡하고 운동하는 것이 바람직하다.

근육이 수축하면 혈액은 심장 쪽으로 흐르고, 이완하면 심장과 반대쪽으로 흐른다. 기와 혈은 조화되고 흐름의 방향이 일치해야 하므로 호식과 근육이 수축하는 주기가 일치해야 함은 큰 의미를 갖는다. 운동을 한다고 되는 일이 아니다. 원리를 알고 운동을 해야 심장의 단련 효과가 커진다.

호식 주기에 음기가 상단전으로 흡수되어 양기로 바뀌어 하단전으로 내려가면 생체전기가 되어 체력이 된다. 체력의 생산 주기와 호식의 주기가 일치하고, 근육 운동과 심장의 박동 주기가 일치하므로 호식과 근육이 수축하는 주기와 양상을 일치시키면 호흡펌프와 근육펌프가 일치되어 생체전기의 생산과 심장의 기능이 극대화된다.

방법 3. 근육펌프 기능 극대화하기

가능한 온 몸의 근육이 동시에 수축하도록 하면 된다. 팔과 다리, 머리 등 상체를 운동과 함께 조화되게 크게 움직여 줌으로서 근육펌프 기능을 극대화시킨다. 사물놀이 하는 사람들이 박자에 맞추어 온 몸을 일사분란하게 움직이듯이 하면 가장 효과적이다.

상 하체로 나누자면, 하체의 운동이 상체의 운동보다 근육펌프의 기능을 극대화하는 데 유리하다. 그 중에서도 근육 양이 많은 허벅지 운동의 영향이 가장 크다.

앉아서 운동을 할 경우에는 머리를 포함하는 상체의 움직임(숙이거나 들거나)이 가장 효과 있다. 그 다음으로는 다리, 팔의 순서로 이어진다.

방법 4. 숨이 차거나 땀이 나지 않게

운동에 익숙해질 때까지는 힘들지 않는 동작을 위주로 하며 근육의 수축과 호식의 주기를 일치시키는 데 주력해야 한다. 동작을 하는 데 힘이 드는지 아닌지를 판단하는 기준은, 동작을 할 때 숨이 차거나 땀이 나는가이다. 숨이 차거나 땀이 난다는 것은 경락이 닫혔다는 것이며, 기와 혈의 순환이 이루어지지 않고 있음을 말해준다.

그럼 숨차지 않고 땀이 나지 않도록 운동을 지속하는 방법은 무엇일까?

심장에서 가까운 곳에서 일어나는 동작을 위주로 한다. 예를 들자면, 팔 다리를 움직이더라도 멀리 뻗어서 움직일 것이 아니라 가능한 심장과 가까운 곳에서 움직인다. 심장에서 멀리 떨어뜨려서 팔 다리 운동을 하면 운동 효과는 당연히 크지만 그럴수록 심장은 부담을 느끼기 때문이다.

또 상체 운동을 할 경우, 팔다리를 움직이지 않고 몸통만 상하로 움직이면 심장의 부담은 경감되고 상단전과 하단전 사이의 기 순환이 잘 된다. 기도 좌우 운동에 따라 단전으로 좌우 번갈아 들어오기도 하고 나가기도 한다. 음유맥은 목에서 좌우로 교차되므로 팔과 다리의 운동이 엇갈려도 기 순환에 지장이 없는 구조를 이룬다. 만약,

상체와 하체를 동시에 움직이거나 팔 다리 운동을 동시에 하면 심장으로 한꺼번에 혈액이 들어오고 나가므로 심장에 부담이 되기 쉽고, 숨이 차오르기 쉽고, 쉽게 피로를 느끼게 된다.

힘들이지 않고 운동 시간을 늘리려면 좌우 팔 다리의 운동을 번갈아 엇갈려 하면 된다. 기 순환을 위한 경락 체계는 몸의 각 부위의 구조에 따라 혈액순환이 합리적으로 이루어지도록 되어 있다.

힘이 드는 자세와 힘들지 않는 자세를 번갈아가며 하는 것도 운동 시간을 늘리는 요령이다. 어려운 자세를 택하는 것이 중요하지 않고 호식의 주기를 일정하게 유지하며 근육펌프의 효과를 높이는 것이 중요하다. 호식을 잘하는 것이 생체전기를 생산하는 역할이므로 언제나 호식을 힘차게 하고자 노력한다. 호식의 효과는 복압이 증가할수록 커진다. 근육이 수축하는 주기에 호식을 짧고 강하게 하며 하단전으로 힘을 주면 복압이 효과적으로 생성되어 단전호흡의 효과가 증폭된다.

아울러 쉬우면서도 효과가 큰 동작을 소개한다. 바로 발 돌리기다. 기 순환 효과는 심장과 먼 부위를 움직일수록 커진다. 손보다 발을 움직이는 것이 효과적이다. 상체에서 운행되는 기는 손가락을 되돌아오고 하체에서 운행되는 기는 발가락을 되돌아온다. 손가락 체중이 실리면 상체의 기 순환이 잘 되고 발가락에 체중이 실리면 하체의 기 순환이 잘 된다. 손가락과 발가락에 체중이 실리면 온 몸의 기 순환이 잘 된다. 엄지발가락이 심장과 가장 멀리 떨어져 있어 발 돌리기는 쉬우면서도 효과적인 기 순환 운동이 된다.

방법 5. 호식 유지하기

운동을 하는 동안에는 흡식을 하지 않고 호식만 함으로써 단전호흡으로 견디게 되는데, 호식이 끊겨 흡식이 개입되면 기식은 바로 중단되고 폐호흡으로 복귀해야 하므로 숨이 차게 된다. 그러므로 호식을 힘차게 잘 유지하는 것이 가장 중요하다. 한 번이라도 호식을 놓치면 심장에 부담이 되어 지속하지 못한다. 흡식은 저절로 이루어지므로 전혀 신경쓰지 않아도 된다.

앞에서 특정 동작을 하는 데 힘이 들어가면 굳이 그 동작을 하지 않아도 된다고 했다. 호식이 끊길까 염려되어서다. 힘든 동작을 극복하기 위하여 숨을 멈추고 운동을 하면 기 순환이 중단되므로 바로 땀이 나며 지치게 된다. 지치는 현상은 선천기가 소모되는 현상이며 수명의 단축을 의미한다. 운동을 하다 힘이 들면 숨을 멈추고 용을 써가며 하기 쉽다. 기를 받아들이는 것이 아니라 몸속의 기를 소모시키므로 기를 쓴다고 말한다. 용을 쓰고 기 쓰고 하는 일은 하지 말아야 한다.

숨을 멈추고 운동을 하면 기 순환이 중단되어 활성산소가 생성되므로 활성산소로 인하여 혈관을 이루는 내피세포를 죽이므로 혈관의 노화로도 이어진다. 또한 생체전기의 생산이 중단되므로 심장이 먼저 지치게 된다.

호식을 힘차게 하지 못해 이산화탄소가 적체되면 바로 기력이 떨어지며 운동이 제대로 되지 않고, 하품이 나기도 하고 졸음이 오고 순간적으로 잠을 자기도 한다. 기 순환 운동 시, 마음이 하단전에 지속해 머물러 안정된 상태가 되기에 잠에 빠지기 쉽다. 운동에 정신을 집중하며 정성을 들이지 않으면 순간적으로 잠에 빠지게 된다. 체력이 떨어져 있는 사람에서 더 민감하게 나타난다.

방법 6. 무산소 운동으로 기식하기

호흡! 기 순환 운동법은 무산소 운동이며 흡식 없이 호식만으로 하는 운동이다. 운동을 오래 지속하면 실제로 폐호흡을 하지 않고 단전호흡만 하는 기식이 가능해진다. 특히 누워서 상체와 팔과 다리를 드는 자세로 하는 운동은 하단전에 기운이 집중되기 쉬운 자세로 기식을 이루기 수월해진다. 기식을 하는 지속 시간이 길어질수록 체력의 생성이 증가하므로 중심을 강화하는 효과가 커진다. 단전이 그만큼 강화된다는 의미이다.

폐호흡을 하기 어려운 자세에서도 기식이 유지되면 운동의 지속이 가능해진다. 특히 상단전과 하단전 사이의 거리가 극소화되는 자세일수록 폐호흡을 하기 어렵다. 기식이 유지되어야 자세의 유지가 가능해진다. 바꾸어 말하면, 자세 유지가 가능하다는 것은 기식을 유지할 수 있다는 것이며 그만큼 체력이 강하다는 의미이기도 하다.

방법 7. 상단전 하단전 사이 거리를 극대화하거나 극소화하기

상단전과 하단전 사이의 거리를 극대화하거나 극소화할수록 기 순환 효과가 커지면서 생체전기의 생산량 또한 증가한다.

먼저, 상단전과 하단전 간의 거리를 극대화하는 방법은 머리부터 꼬리뼈까지 전체 척추의 길이를 최대로 늘려 척추 뼈 사이의 거리를 지속적으로 늘려주면 된다. 키를 늘리라는 의미이다. 머리와 상체를 꼿꼿이 한 채, 가슴과 어깨를 펴 하늘과 가까운 자세를 취하고 긴장을 유지하면 기 순환이 저절로 이루어진다.

단전 사이의 거리를 가깝게 하는 방법은 호식과 함께 머리의 높이를 낮추며 어깨와 몸통을 움츠려 하단전으로 밀고, 하체도 구부려 하단전을 중심으로 부피를 최대한 수축시켜 기운을 모으는 것이다. 등 구르기 자세나, 누워서 다리를 머리 위로 보내거나, 앉은 자세로 상체를 깊이 숙여 몸을 둥글게 하는 자세일 때 단전간의 거리가 최소화된다. 굼벵이는 위기 상황을 맞으면 몸을 둥글게 하여 몸을 보호하는데, 마치 그처럼 하면 된다. 단전 사이의 거리가 최소화되면 호흡을 하기 어려워진다. 초보자는 자세의 유지를 오래하지 못한다. 오래하면 숨을 멈추게 되므로 활성산소가 생성되어 역효과가 나기 쉽다.

방법 8. 주무르고 마사지하기

몸을 두드릴 때 마음껏 두드려도 되는 부위는 손바닥 중앙의 노궁혈勞宮穴과 발바닥 중앙의 용천혈龍泉穴이다. 용천을 두드릴 때에도 상체를 깊이 숙여 아랫배를 눌러주며 하단전에 기운을 모으면 효과가 상승된다. 누워서 발꿈치로 번갈아 용천을 맞부딪혀 두드려 주는 것도 효과가 있다. 용천을 손바닥을 이용해 두드리면 양기의 흡수 효과가 커진다. 근육펌프와 호흡펌프를 일치시키는 운동을 하면 심장이 보호되며 강화된다.

하지만 손바닥과 발바닥을 제외한 부위는 가볍게 두드리거나 부드럽게 주무르거나 마사지한다. 머리나 얼굴 부위의 경혈에 자극을 줄 때도 두드리는 것보다 마사지하듯 부드럽게 누르거나 주무르는 것이 효과적이다.

경락 마사지는 경락을 잘 아는 사람이 해야 한다. 경혈은 치료점이며 질병에 대한 반응점이다. 정확한 경혈 부위에 자극이 가지 못하면 효과를 보기 어렵다. 치료 후 멍이 들거나 붓고 아프다면 치료가 정확치 못했다는 의미이다. 활성산소의 생성으로 모세혈관이 손상되었다는 의미이다. 체력이 떨어진 사람일수록 작은 충격으로도 멍이 든다.

주무르고 마사지하는 순서나 두드리는 순서도 기가 순환되는 경맥의 주행 방향을 따라 해주는 것이 기혈 순환에 도움을 준다.

방법 9. 손가락 발가락 힘 기르기

　손가락과 발가락에 체중이 실리는 모든 운동은 온 몸의 기 순환을 촉진한다. 손가락과 발가락에서 십이경락 모두가 서로 이어지기 때문에, 손가락 발가락에 체중이 실리는 운동을 하면 12개의 경맥 모두에 기 순환을 촉진하는 효과가 있어 온 몸의 기 순환이 잘 된다. 특히, 상체에서 운용되는 기는 손가락을 되돌아오기에 손가락에 체중이 실리는 운동을 하면 상체의 기 순환이 잘 된다. 하체에서 운용되는 기는 발가락을 되돌아오기에 발가락에 체중이 실리는 운동을 하면 하체의 기 순환이 잘 된다.

　다만, 주의할 점은 손가락이나 발가락의 변형이 오지 않도록 해야 한다. 변형이 오면 기 순환에 저항을 초래하고 해당 경락에도 문제가 생기기 쉽다. 변형이 온 만큼 질환의 소지를 내포한다고 생각해야 한다. 특히 엄지발가락의 변형이 오지 않도록 한다. 몸에서 운행되는 양기의 70%가 족삼음경으로 운행되고 모두 엄지발가락과 관계가 되기 때문이다.

　손가락 발가락에 힘이 없다면 체력이 부족하다는 증거이다. 체중이 실리는 운동 시간을 서서히 늘려나가면 강화되어 운동 시간을 늘릴 수 있다. 무리하게 사용하면 사랑의 에너지 공급 부족으로 활성산소가 생성되므로 모세혈관이 손상을 받아 관절이 붓고 아프게 된다.

방법 10. 심장을 보호하는 손뼉치기

심장을 보호하려면 심포경과 심경을 자극하도록 손가락에 자극을 주고 손뼉을 자주 쳐 주어야 한다. 심장을 지배하는 심경이나 심장을 보호하는 심포경은 모두 심장에서 시작해 손가락에서 끝난다. 심포경은 손바닥 중앙을 지나며 가운데 손가락에서 끝나고 심경은 새끼 손가락에서 끝난다. 해서 손가락으로 짚고 체중을 실을 때나 손뼉을 신나게 치면 효과적으로 자극을 받는다.

손바닥 중앙의 노궁혈과 발바닥 중앙의 용천혈은 양기의 흡수 능력이 크다. 우리 몸에서 힘차게 두드려도 되는 유일한 부위이다. 힘이 든다고 생각될 때 수시로 손뼉 치는 운동을 추가한다. 힘차게 쳐주며 이에 일치하게 호식을 짧고 강하게 할수록 효과가 크게 나타난다. 운동선수들이 양손을 마주쳐주는 하이파이브는 심장에 자극을 주고 기 순환에 도움이 된다.

호식과 함께 팔을 크게 돌리면서 손뼉을 힘차게 치며 동시에 무릎을 굽혀 온 몸을 상하로 움직여줌이 효과를 증폭시킨다.

방법 11. 정적인 자세 7 : 동적인 자세 3으로 하기

기 순환 운동은 정적인 자세와 동적인 자세를 7:3으로 유지하는 것이 좋다. 정적인 자세는 체력의 소모가 적어 운동 효과가 커지며 동적인 자세는 체력의 소모가 커지는 대신 심장의 부담이 경감된다. 기 순환 운동 동작 자체가 체형을 바로잡고 기 순환을 잘 시킬 수 있도록 짜인 것이므로 순서대로 할 때 효과가 커진다.

처음 운동을 시작하는 사람은 좌우 팔과 다리를 번갈아 움직이는 동적인 자세를 주로 한다. 몸을 빨리 풀기를 원하면 상체와 하체를 동시에 움직이는 동작이 도움이 된다. 동작이 빨라지는 경우라면 이에 조화시켜 호식도 빠르게 하여 한 박자로 한다.

호흡! 기 순환 운동법에서는 동적인 운동을 하더라도 근육의 수축과 호식의 주기와 양상을 일치시키므로 경락이 열리지만, 아무래도 동적인 자세로 운동을 하려면 몸을 움직여야 하고 몸을 움직이려면 마음이 먼저 움직이는 곳으로 가야 하므로 경락이 닫히기 쉽다. 마음은 하단전에 머물 때만 경락이 열린다. 따라서 동적인 자세로 심장에 부담이 가지 않고 초당 한 번 정도로 하는 것이 익숙해지면 점차로 정적인 자세를 늘인다. 운동법에 익숙해지고 몸의 자세를 의도대로 취할 수 있게 되면 정적인 자세에서 운동을 할 때 기 순환이 더 잘 되기 때문이다. 정적인 자세에서 호식과 심장의 박동 주기를 일치시키면 심장에도 부담이 되지 않고 기식이 이루어지므로 그만큼 소모되는 체력이 적어 운동 효과도 잘 나타난다.

방법 12. 긍정적으로 생각하고 즐기기

인간은 긍정적으로 생각하면 경락이 쉽게 열리고 부정적으로 생각하면 경락이 닫힌다. 사랑하는 마음과 감사하는 마음은 경락을 연다.

따라서 즐거운 마음으로 즐기며 운동을 할 때 효과가 커진다. 운동을 할 때, 즐거운 마음으로, 이 운동을 함으로써 체력이 생성된다는 믿음을 갖고 긍정적으로 생각하면 경락이 열려 사랑의 에너지를 받아 체력으로 이어진다.

믿음을 갖고 긍정적으로 생각하며 정확한 방법으로 호흡! 기 순환 운동을 한다면, 누구나 무산소 운동이 되며 단전호흡만 하는 기식氣息이 이루어진다. 기식을 하여 기 순환이 조화되게 이루어진다면 폐기물의 생성이 없으므로 땀을 흘리지 않는다. 또한 지속해서 생체전기를 생산할 수 있어 체력의 생성과 뇌와 심장의 기능이 극대화된다. 그러므로 성취감도 나고 몸이 개운해지며 기분이 좋아진다.

기 순환 상태가 감정으로 나타나는 현상이 기분이다. 온 몸에 기의 배분이 잘 될 때 좋은 기분으로 나타난다. 육장육부에 사랑의 에너지가 필요한 만큼 고르게 배분될 때 기분이 좋아진다. 그러므로 흥에 겹게 신나게 운동을 함으로서 좋은 기분을 더욱 좋게 할 수 있다.

기는 응축시키는 성질이 있어 기를 받으면 근육에는 탄력이 생긴다. 사랑의 에너지를 듬뿍 받으면 얼굴 모습이 밝아지고 탱글탱글해지며 탄력이 있고 젊어 보인다. 얼굴에 화색이 돌아 밝아 보이고 생기가 나며 자신감이 넘치며 선해 보이며 아름다워지고 사랑스러워진다. 긍정적인 마음으로 열중할 수 있으면 된다. 젊은 사람이 사랑의 에너지를 많이 받으면 아름답고 사랑스러운 모습이 된다. 나이든 노인이 사랑의 에너지를 많이 받으면 인자한 모습으로 바뀐다. 노인이 될수록 얼굴모습이 인자한 모습으로 바뀌어야 한다.

명심하라. 언제나 적극적이며 긍정적인 자세로 운동에 집중할 때 효과가 커진다.

2 바른 자세와 동작

바른 자세란

　인간은 네 발로 걷는 동물과는 다르게 직립보행을 한다. 인간의 몸을 지탱하는 지주는 척추 뼈와 다리뼈이다. 뼈와 뼈 사이에는 부위에 따라 형태가 다르지만 관절을 이루고 있어 운동이 가능하다. 따라서 우리 몸이 기능을 잘 하려면 모든 관절의 기능이 잘 유지되어야 한다.
　척추는 목뼈 7개, 등뼈 12개, 허리뼈 5개, 골반 뼈 5개, 꼬리뼈 2개로 31개이다. 나이 들어가며 골반 뼈가 굳어져 하나로 되고 꼬리뼈도 하나로 되어 척추 뼈가 26개로 줄어든다. 등뼈에는 늑골이 연결되고 흉곽을 이루므로 등을 이루는 척추 뼈는 도움을 받는다. 그러나 도움을 받지 못하는 목뼈 7개와 허리뼈 5개가 언제나 문제가 되기 쉽다. 목뼈와 허리뼈 중 아래쪽 2~3개가 집중적으로 힘을 받는다.
　머리의 무게를 견디기 위하여 목뼈와 허리뼈는 앞으로, 등뼈와 골반 뼈는 뒤로 만곡을 이루며 충격을 완화하고 있다. 그러나 자세가 나빠지면 척추 뼈의 정렬에 균형이 무너져 체형의 변형을 초래한다. 현대인들은 컴퓨터와 스마트 폰의 사용으로 목뼈의 척추만곡이 변형되어 일자목이 되고, 운동 부족과 생활 습관 때문에 특히 허리가 가장 문제가 된다. 손과 발을 이용해 일을 하지 않는 현대인의 생활 자세는 척추에 결정적인 변형을 초래하기 쉬워진다.

직립보행을 하는 인간의 척추를 보호하려면 바른 자세를 유지하여 척추 뼈 사이의 관절이 보호되어야 한다. 척추의 길이를 최대로 유지하도록 하고 자세를 바르게 하면 디스크는 효율적으로 보호된다. 키를 늘려 척추의 만곡을 펴주어 척추 뼈 사이사이의 관절이 압박을 받지 않도록 해야 한다.

바른 자세의 기본은 상단전과 하단전의 거리를 극대화하는 것, 곧 가슴과 어깨를 펴고 상체를 뒤로 젖혀 척추의 길이를 최대로 유지하는 것이다. 똑바로 선 자세라도 하늘과 가까워질수록 기 순환이 더 잘 된다. 두 손을 높이 쳐들수록 기 순환이 잘 된다. 두 손을 높이 들고 한 발의 발뒤꿈치를 들고 몸을 비틀어 높이를 높이면 더 가까워지므로 기 순환이 더 잘 된다. 키를 늘려 하늘과 가깝게 하는 동시에 어깨와 팔로 몸통을 눌러 하단전으로 기운을 모으며 아랫배에 힘을 주면 기 순환에 가속이 붙는다.

앉을 때, 책상다리를 하거나, 가부좌 반가부좌를 하든가, 양 다리가 나란하도록 좌우 대칭이 되게 하든가, 무릎을 꿇고 앉는다. 또한 상하체가 좌우 대칭이 되도록 척추를 곧고 바르게 유지한다.

양 다리를 한 쪽 방향으로 접어서 앉으면, 소위 꼬고 앉으면, 척추의 자세가 바로 서지 못한다. 안쪽으로 향한 다리의 관절에는 문제가 생기지 않으나 밖으로 향한 다리의 무릎 관절의 내전측 인대에 무리가 간다. 앉을 때 다리를 포개고 앉으면 위로 올라간 다리의 길이가 길어진다. 양 다리를 번갈아가며 올려야 한다. 잘못된 자세가 습관이 되면 골반이 기울어지며 머리의 무게 때문에 어깨는 반대로 기울어져 체형의 변형을 초래한다.

무릎을 벌린 채 쪼그리고 앉아 일하는 것은 피하는 게 좋다. 그 자세로 오래 있으면 무릎 관절의 내전측 인대에 무리가 가고 연골이 파열되기 쉽다.

자세가 바르더라도 동일한 자세를 오래 유지하는 것은 나쁘다. 자주 자세를 바꾸어주는 것이 좋다.

중심 강화하기

허리나 척추에 문제가 있는 사람은 기본적으로 몸의 중심인 중앙 부위를 강화하는 운동을 해야 한다. 등이나 배 운동을 하여 복근을 키우고 복압을 늘려야 한다. 몸의 중심인 하단전이 강화되는 운동을 해야 한다.

상체를 숙이는 경우 턱은 들고 깊이 숙여 아랫배를 눌리게 하여 복압을 증가시키는 것이 도움이 된다. 턱으로 척추를 끌어주어 척추간 거리를 늘려주면 척추를 효과적으로 풀어주면서 동시에 골반도 바로 잡는 효과가 커진다.

허리가 약한 사람이 운동을 한다고 허리 운동에 집중하면 역효과를 보기가 쉽다. 체력을 늘리는 것이 우선이다. 체력이 증가한다는 의미는 중심이 그만큼 강화된다는 의미이다. 호호! 기 순환 운동법의 동작을 따라 해서 체력을 늘리면 저절로 온 몸이 풀어지며 몸의 중심도 강화되어 허리의 증상도 완화된다.

허리나 목 관절에 집중하여 개별적인 운동을 하지 않는다. 허리와 목을 포함하는 전체 척추를 하나의 단위로 생각하고 최대로 척추의 길이를 늘이고 틀어준 자세를 유지하며 척추강으로 기를 통하게 한다. 이러면 척추강협착증을 치료하고 변형된 체형을 바로잡는 효과가 커진다.

누워서 하는 모든 동작 역시 중심을 강화하는 운동이다. 복압을 늘리고 허리와 체력을 강화하는 데 효과적이다. 다만, 반드시 머리와 팔과 다리를 들고 해야 몸의 중심인 하단전으로 사랑의 에너지가 집중되므로 효과가 더 크다. 복압을 늘린다는 의미는 체력을 늘리고 단전을 강화한다는 의미이다.

중심을 강화하는 대표적인 동작은 누워서 하는 운동으로 상체와 하체를 들어 하단전에 힘이 집중되는 운동이다. 키를 늘린다는 생각으로 허리가 틀어진 상태를 유지한 채, 하단전에 기운을 집중할 때 허리 강화 효과가 크다.

허리돌리기도 상·하체의 기의 배분을 조절하고 허리 부분에 사랑의 에너지를 공급하는 데 효과적이다. 좌뇌와 우뇌 사이 횡적인 기 순환에도 도움을 준다.

서서 하든 앉아서 하든 허리돌리기는 허리 근육을 풀어주고 강화하는 데 도움이 된다. 의자 생활을 많이 하는 사람은 수시로 일어서서 허리돌리기를 해준다. 좌우측을 동일한 횟수로 한다.

허리 돌리기 운동은 훌라후프 돌리듯이 유연하게 해야 한다. 고의로 허리를 크게 돌리면 특정 관절에 힘이 집중되기 쉬우므로 자연스럽게 반동으로 돌아가도록 회전 반경을 크게 하지 않는다. 시계 반대 방향으로 돌릴 때는 좌측 45도 방향으로, 시계방향으로 돌릴 때는 우측 45도 방향으로 전후로 엉덩이를 움직이는 연습을 하다가 약간의 회전을 주어 긴 타원형의 궤도를 유지하며 유연하게 돌도록 한다. 허리를 돌리며 엉덩이가 가장 앞쪽으로 올 때 반대 측 발뒤꿈치를 들어주면 운동 효과가 더 커진다.

틀어서 강화하기

척추 관절을 강화하려면 척추를 늘려 틀어주는 자세를 자주 취해주어야 한다. 주의할 점은 특정 척추 관절에 부담이 가지 않게 척추 전체를 틀어주어야 하는 것이다. 상단전과 하단전의 거리를 극대화하여, 꼬리뼈부터 머리의 목뼈까지 척추 전체가 하나의 단위가 되도록 해서 척추 전체를 늘려주고 틀어주어 팽팽한 느낌이 들 수 있어야 효과가 커진다.

몸통을 옆으로 틀어준 상태로 운동을 할 때 척추를 늘려주며 자세를 유지하면 체형을 바로잡는 효과가 커진다. 서서 하든 앉아서 하든 누워서 하든 방법은 동일하지만, 앉아서 할 때 효과가 더 크게 나타난다.

　틀어주는 횟수보다 척추를 늘이고 틀어진 자세를 유지하는 시간이 더 중요하다. 그러나 숨을 멈추고 힘든 자세를 유지하면 안 된다. 늘려주고 틀어준 상태에서 호식을 지속하며 마음을 원하는 부위에 머물게 함으로서 사랑의 에너지를 집중적으로 받을 수 있어야 치료 효과가 커진다.

　척추를 틀어주는 운동을 할 때, 좌우 운동을 한 번에 하지 않고 좌우를 분리하여 한 쪽씩 한다. 관절이 적응되면 회전되는 비율을 점차로 늘린다. 성과를 한 번에 크게 내려하지 말고 서서히 노력하다보면 제대로 틀어진다. 척추를 강화하는 삼단계의 운동을 순서대로 할 때 효과가 증폭된다. 늘려주고 틀어준 자세를 유지하며 기식이 이루어져야 척추강으로 기가 통하게 되므로 변형된 체형이 바로잡히며 척추관협착증 치료 효과도 커진다. 힘을 들이지 않고 유지 시간을 점차로 늘려나가면 그만큼 치유도 이루어진다.

　상체를 틀 때 머리와 눈의 방향은 목뼈의 위치를 좌우한다. 머리와 눈의 방향을 일치시켜 상방 45도가 될 때 목의 자세가 바르게 된다. 아래를 내려다보며 머리를 돌리면 목뼈의 자세가 바로서지 못한다. 눈의 자세를 평행하게 하면 특정 관절에 운동이 집중된다.

불편한 쪽 강화하기

　온 몸의 혈관 상태가 좌우 대칭이 되지 않는 사람은 기 순환 운동을 할 때 상태가 나쁜 쪽의 운동 횟수를 더 늘린다. 좌우 팔에서 측정되는 혈압에 차이가 나면 혈압이 높게 나타나는 측의 혈관 상태가 좋지 않다는 의미이다. 나쁜 쪽의 운동 횟수를 더 많이 해주는 것이 해소에 도움이 된다. 좌우 팔에서 측정하는 혈압의 차이가 10mHg 이상이거나 수축기 혈압에서 이완기 혈압을 뺀 맥압脈壓의 수치가 60mHg 이상 되면 혈관의 노화가 심각하다는 의미이므로 전문의에 의한 특별 관리가 필요하다.

뇌경색이나 치매가 있든가 뇌혈관이 가늘어지거나 막혀 있거나 하여 뇌의 혈관 상태에 좌우 대칭이 이루어지지 않으면 나쁜 쪽과 반대쪽의 운동을 더 해주어야 한다.

좌우 뇌의 혈액순환의 균형을 유지하려면 몸의 좌우측 운동을 번갈아가며 하는 운동이 유리하다. 특히 허리 돌리기 운동이 효과적이다. 운동을 하면 근육이 생성되듯이 기 순환이 잘 되면 혈액순환도 잘 되고 혈관의 생성도 이루어진다.

좌우 균형 유지하기

근본적으로 몸의 자세가 바르지 않다든가 좌우 대칭이 무너지면 해당되는 척추 관절이나 고관절, 무릎 관절에 부담이 가게 되어 있다. 반대로 무릎이나 발목, 고관절에 이상이 오면 몸의 자세에 영향을 주어 척추 등 다른 관절도 약해지기 쉽다.

그런가 하면, 척추와 직접 관계가 없어 보이는 턱 관절 상태까지도 척추에 영향을 준다. 치아의 관리를 잘하여 좌우의 씹는 기능을 잘 유지해야 한다. 머리 부위에서 기 순환이 잘 되므로 씹는 운동은 언제나 심장의 박동 주기와 일치하게 이루어진다. 운동선수들이 껌을 씹는 것도 준비 운동의 효과가 있다. 씹는 기능은 기 순환에 영향을 많이 주고 귀의 기능에도 영향을 준다. 그러므로 씹는 속도를 천천히 하는 것이 좋다.

좌우 운동을 고르게 해주어야 한다. 사랑의 에너지는 몸을 움직이는 대로 전달된다. 사랑의 에너지가 고르게 공급되어야 혈관도 고르게 발달되고 유지된다. 운동이 부족하면 사랑의 에너지가 공급되지 못해 위축되고 소멸로 이어진다. 몸을 움직이고 운동을 해도 어느 한쪽을 더 하게 되므로 운동이 부족한 부위에는 사랑의 에너지 부족으로 혈관이 노화하여 위축되기도 하고 부분적으로 막히기도 한다.

시력 강화하기

눈은 체력의 소모가 가장 큰 기관 중 하나이다. 체력이 떨어지면 책을 보기 어려워지고 바로 머리도 아파온다. 눈에도 의도적으로 사랑의 에너지를 보내면 눈이 건강해질 수 있다.

푸른 하늘을 보면서 눈에 힘을 주면 사랑의 에너지가 공급된다. 마음이 가는대로 기가 따라가기 때문이다. 눈을 감고 해도 마찬가지다.

호호! 기 순환 운동을 하면서 머리와 시선을 동일한 방향으로 유지한다. 손을 높이 들고 척추를 틀어 하늘과 가까운 자세를 유지할 때

시선을 높이 든 손가락 끝에 고정하고 눈에 힘을 주면 사랑의 에너지가 효과적으로 공급되어 눈의 건강이 좋아진다.

기마 자세로 무릎 강화하기

큰 말의 등에 앉은 자세로 가슴·어깨·허리를 편 채, 양 발은 어깨 넓이로 하여 11자가 되게 하고 무릎을 약간 구부린 자세가 기마騎馬 자세이다. 심장의 부담을 최소로 하면서도 기 순환을 잘 시킬 수 있는 자세이다. 특히, 기마 자세에서 등 뒤로 두 손 모아 깍지 끼고, 머리를 뒤로 젖히고, 가슴과 어깨를 펴 척추의 길이를 가능한 늘려준 상태에서 무릎을 굽혀 상하 운동을 하면 무릎이 강화되는 동시에 기 순환이 잘 된다.

이 외에도 기마 자세에서 양손으로 무릎 잡고 상체를 숙이기, 양손으로 무릎 잡고 돌리기, 무릎 굽혔다 펴기 등의 동작은 무릎을 강화한다. 앉은 자세에서 양 무릎으로 번갈아 바닥을 치는 운동, 양 발을 서로 맞부딪치는 운동, 두 손으로 한 무릎 잡고 흔드는 운동은 무릎 관절을 효과적으로 풀어준다.

상체를 숙이는 만큼 머리 들기

상체를 굽히는 동작을 할 때는 가슴과 어깨를 최대한 펴고 굽히는 정도에 따라 머리를 들어주어야 척추를 곧게 유지할 수 있다. 요즈음 세대 사람들은 컴퓨터나 스마트폰에 몰두하는 시간이 많아져 목뼈가 정상적인 만곡을 유지하기 못하고, 나아가 체형의 변형을 초래해 목이나 허리 디스크로 고생하는 사람들이 많다.

앉아서 운동을 할 때 상체를 숙이며 턱을 들어 턱으로 척추 전체를 앞으로 끌어줄 때 척추를 늘이는 효과가 나고, 척추를 풀어주는 동시에 변형된 골반 뼈를 바로잡고 복압을 늘일 수 있어 효과가 커진다.

두 발 11자로 평행 유지하기

걷거나 뛸 때 지면에 닿는 발의 위치는 중요한 역할을 한다. 한 발짝 한 발짝을 내 딛을 때마다 양 발자국이 평행을 유지하게 하면 체형이 바로 잡힌다. 발과 정강이의 움직임과 손과 팔의 움직임이 네 바퀴가 평행을 유지하며 굴러가듯이 이루어지면 기 순환을 촉진하며 자세가 바로잡힌다.

쪼그리고 앉을 경우에도 양 발뿐 아니라 무릎도 11자가 되게 나란하게 유지한다. 무게 중심을 넓게 하기 위하여 발이 벌어지게 하면 무릎의 내전측內前側 코너 부위의 연골이 쉽게 파열된다.

선 자세든, 누운 자세든, 앉은 자세든, 걷는 자세든 언제나 발은 외측으로 벌어지거나 눕지 않게 하고, 바로 세워야 기가 흐트러지지 않고 척추, 무릎 등 모든 관절이 보호된다. 운동을 할 때 발은 언제나 외측으로 벌어지지 않고 똑바로 11자가 되게 평행하게 유지해야 한다. 안짱다리가 되는 느낌이 될 정도로 앞을 오므려야 두 발이 나란하게 된다.

양기의 70%를 흡수하는 족삼음경인 간경, 비경, 신경이 시작되는 경혈은 모두 엄지발가락 부근이다. 나머지 발가락은 양경락 영역이므로 음기가 흐른다. 엄지발가락과 이어지는 불룩한 부위와 발뒤꿈치에 체중이 실릴 때 양기의 흡수와 순환이 효과적으로 이루어진다.

팔자걸음으로 발이 벌어지면 발뒤꿈치와 새끼발가락에 힘이 집중되어 음기의 흡수와 순환에 도움에 되나 양기가 흡수 되지 못해 체력이 떨어진다. 음기는 육신을 만들고 양기는 강화한다. 양기를 받지 못하면 햇빛을 받지 못한 식물처럼 연약해진다. 또한, 팔자걸음은 무릎은 물론 고관절과 척추 관절에 부담을 주어 체형이 나빠지며 노화의 주범이 된다. 빨리 달리지도 못한다. 다리가 구부러져 O형의 걸음걸이가 되면 무릎은 물론 체형이 변형되므로 다리를 곧게 펴며 걷는 연습을 반복하여 걸음걸이를 먼저 수정해야 한다.

작은 동작부터 시작

체력이 약한 사람일수록 작은 동작으로 힘들지 않게 유연하게 하는 것이 요령이다. 힘이 든다는 의미는 체력의 공급이 모자란다는 의미이지만 경락이 닫혀 있어 심장이 혈액을 순환시키는 데 부담이 된다는 뜻이며 체력이 소모된다는 뜻이다.

동작을 너무 크게 하면 심장의 박동 주기와 어긋나기 쉽다. 호식과 근육 운동을 동일한 박자와 강도를 유지하며 조화시켜야 하는데 욕심을 내어 동작은 크게 하고 호식의 박자와 어긋나면 심장의 박동 양상과 기의 흐름의 양상이 달라지면서 심장에 부담이 돼 숨이 차오르며 땀이 난다. 동작이 커지면 그만큼 호식은 서서히 이루어져야 근육펌프와 호흡펌프가 일치된다. 동작은 느린데 '낫!'을 조기에 빠르게 했다면 숨이 차오른다. 심장 박동의 주기와 양상이 근육이 수축하는 주기와 양상과 일치하지 않기 때문이다. 근육이 이완되는 시간적 여유를 주어야 숨이 차오르지 않는다.

동작은 유연하고 신나게

기 순환 운동의 동작은 힘차게 하면 안 된다. 동작의 크기가 너무 커도 안 된다. 힘이 들어간다는 의미는 의도적으로 힘을 준 것이므로 의식이 발동해 경락이 닫힌다. 무산소 운동이 되더라도 힘차게 하면 땀이 난다. 생체전기의 생산은 극대화되어 유지되더라도 소모되는 양도 크다는 의미이다. 유일하게 상단전과 하단전 사이를 긴장시켜 하단전으로 기운을 모을 때에만 기 순환 능력이 대폭 증가한다.

운동한다는 생각도 하지 않고, 의식하지도 않고, 그저 운동에 집중하며 저절로 신나게 움직이도록 해야 한다. 팔과 다리는 물론 온 몸의 운동이 체중이 실리며 반동으로 스스로 이루어지게 하는 것이 요령이다. 그러면 뇌는 위기 상황으로 생각해 의식 활동을 하지 못하고 경락이 열린다. 호식과 근육이 수축하는 주기와 양상을 일치시키며,

유연하게 신나게 하면 지속적으로 단전호흡과 심장의 박동 주기를 일치시킬 수 있어 생체전기의 생산도 극대화된다.

생각을 하고 뇌가 의식 활동을 하면 경락이 닫힌다. 한눈을 팔면 안 된다. 한눈을 팔면 마음을 따라 사랑의 에너지도 따라 나가므로 몸에서는 기 순환이 이루어지지 못한다.

동작과 호식의 주기와 양상을 일치시키지 못하면 심장에 부담이 되어 바로 숨이 차오른다. 기 순환 운동의 핵심은 근육 운동이 아니라 호식 운동이다. 근육 운동은 도우미 역할을 하므로 호식의 효과를 높일 수 있도록 해야 한다. 숨이 차오르면 힘이 들고 운동을 지속하기도 어렵고 운동 후에 피로감이 온다. 운동을 하고 나서도 피로감이 없이 몸과 마음이 가벼워지고 기분이 좋아져야 체력의 생성이 소모량을 초과했다는 의미이다.

호호! 기 순환 운동법

2015년 3월 20일 초판 1쇄 인쇄
2015년 3월 27일 초판 1쇄 발행

지은이 / 안상규
펴낸이 / 안상규
펴낸곳 / 도서출판 도곡

주   소 / 135-284 서울 강남구 선릉로 328, 2층(대치동921-5)
전   화 / 02-552-7660
이메일 / dogokbooks@daum.net
해외연락처 / vsahn@hotmail.com(베로니카 안)
등록번호 / 제 2013-000056
등록일자 / 2013년 02월 21

* 잘못된 책은 교환해 드립니다.
* 저자와 협의하에 인지는 생략합니다.
* 저작권법에 의하여 보호를 받는 저작물이므로 무단 전재와 복제를 금합니다.
* 정가는 표지 뒷면에 표시되어 있습니다.

ISBN 979-11-951324-0-9   03690